鼻咽癌精确放疗的靶区勾画
依据、原则与细节

主 编　王孝深

中国科学技术出版社
·北京·

图书在版编目（CIP）数据

鼻咽癌精确放疗的靶区勾画：依据、原则与细节 / 王孝深主编 . — 北京：中国科学技术出版社，
2021.9

ISBN 978-7-5046-9088-3

Ⅰ.①鼻… Ⅱ.①王… Ⅲ.①鼻咽癌—诊疗 Ⅳ.① R739.63

中国版本图书馆 CIP 数据核字 (2021) 第 122733 号

策划编辑	孙　超　焦健姿
责任编辑	方金林
装帧设计	佳木水轩
责任印制	李晓霖

出　　版	中国科学技术出版社
发　　行	中国科学技术出版社有限公司发行部
地　　址	北京市海淀区中关村南大街 16 号
邮　　编	100081
发行电话	010-62173865
传　　真	010-62179148
网　　址	http://www.cspbooks.com.cn

开　　本	889mm×1194mm　1/16
字　　数	163 千字
印　　张	12
版　　次	2021 年 9 月第 1 版
印　　次	2021 年 9 月第 1 次印刷
印　　刷	天津翔远印刷有限公司
书　　号	ISBN 978-7-5046-9088-3 / R·2725
定　　价	160.00 元

编者名单

主　审　胡超苏　复旦大学附属肿瘤医院

　　　　王胜资　复旦大学附属眼耳鼻喉科医院

主　编　王孝深　复旦大学附属眼耳鼻喉科医院

编　者　王孝深　复旦大学附属眼耳鼻喉科医院

　　　　许婷婷　复旦大学附属肿瘤医院

　　　　欧　丹　复旦大学附属肿瘤医院

　　　　周　鑫　复旦大学附属肿瘤医院

　　　　杜承润　复旦大学附属肿瘤医院

　　　　刘培珧　复旦大学附属肿瘤医院

　　　　牛小爽　复旦大学附属肿瘤医院

主审简介

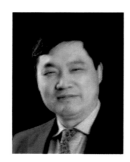

胡超苏

教授（博士研究生导师）。复旦大学附属肿瘤医院放射治疗科副主任，鼻咽癌首席专家。中国抗癌协会鼻咽癌专业委员会前任主任委员，上海医学会放射肿瘤专业委员会前任主任委员，中华医学会放射肿瘤学会委员，中国抗癌协会神经肿瘤专业委员会常务委员，中国临床肿瘤学会头颈肿瘤专业委员会副主任委员、鼻咽癌专业委员会副主任委员，中国抗癌协会肿瘤放射治疗专业委员会常务委员，上海市抗癌协会鼻咽癌专业委员会主任委员。于1994年和2004年分别在美国 William Beaumont 医院放射治疗科和 MD Anderson 肿瘤中心放射治疗科进修。主要从事鼻咽癌及头颈部肿瘤的放射治疗及综合治疗工作。获中国抗癌协会一等奖、教育部科技进步二等奖，核工业部科技进步二等奖，上海市科技进步三等奖，上海抗癌协会二等奖等。发表论文150余篇。

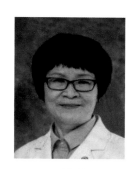

王胜资

主任医师，教授（博士研究生导师）。1960 年生，1991 年获临床医学博士学位。曾在美国 Jefferson 大学肿瘤中心、Temple 大学肿瘤中心和 Fox Chase 肿瘤中心学习。中华医学会及中国抗癌协会肿瘤放射治疗专委会委员，中国抗癌协会鼻咽癌专委会委员，上海医学会肿瘤放射治疗专委会副主任委员，上海市抗癌协会头颈肿瘤专委会副主任委员，上海市医疗事故鉴定专家组成员，《中国眼耳鼻喉科杂志》《中华肿瘤防治杂志》《实用肿瘤杂志》编委。从事临床一线工作 30 年余，主攻头颈部肿瘤放射治疗，尤其对鼻咽癌、鼻腔鼻窦癌、喉癌、喉咽癌、耳部肿瘤、眼部肿瘤等的治疗具有丰富的临床经验。专注于头颈部肿瘤放射治疗正常组织损伤和保护研究，在根治肿瘤的同时注重患者治疗后生活质量，开展了多项正常组织和器官功能保护的临床研究。曾获上海市表扬青年医师、上海市高校优秀青年教师、复旦大学"三八红旗手"、上海市抗癌协会二等奖及"为抗癌事业做出贡献的优秀专家"荣誉称号。

主编简介

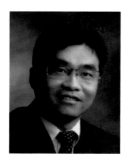

王孝深

教授，复旦大学附属眼耳鼻喉科医院放疗科主任。第五届中国抗癌协会鼻咽癌专业委员会常务委员，第四届中国抗癌协会鼻咽癌专业委员会秘书长，世界华人肿瘤放疗协作组副秘书长兼常务委员、鼻咽癌学组副组长，中国临床肿瘤学会鼻咽癌专家委员会常务委员、头颈肿瘤专家委员会委员，中国医师协会头颈肿瘤专业委员会常务委员，中国抗癌协会头颈肿瘤专业委员会委员。曾获 2012 年上海市科学技术进步三等奖，2013 年教育部科学技术进步二等奖，2016 年中国抗癌协会科技奖三等奖，上海市"住院医师规范化培训"优秀带教老师，复旦大学附属肿瘤医院十大杰出医务青年、先进个人。2010 年在美国 Michigan 大学肿瘤中心学习头颈部肿瘤的精准放疗，师从连续 12 年被评为"北美最佳放疗医生""精确放疗大师"的 Avraham Eisbruch 教授。多次在美国 ASTRO 年会及欧洲 ESTRO 年会发言交流，并荣获 ASTRO 年会"最佳国际论文摘要奖""Best of ASTRO"。2011 年受世界顶级期刊 *Nature Reviews Clinical Oncology*（2020 年影响因子已达 53.2）邀请，撰写头颈部肿瘤精确放疗的经验。2017 年应邀参与编写美国放疗教科书 *Clinical Radiation Oncology, 3e* 中 *Head and Neck Radiation Therapy Sequelae and Late Complications and the Role of IMRT* 章节。对鼻咽癌、扁桃体癌、口咽癌及喉癌 / 下咽癌等肿瘤化疗、靶向治疗和免疫治疗的临床经验丰富；擅长鼻咽癌、扁桃体癌的微创活检诊断；擅长对鼻咽癌、口咽癌、喉癌 / 下咽癌、鼻腔鼻窦癌、腺样囊性癌和淋巴上皮癌的调强放射治疗（IMRT）技术应用；对放射性脑损伤的治疗有独特的经验。

编者的话

自 21 世纪以来，放射治疗全面进入以调强放射治疗（intensity modulated radiation therapy，IMRT）技术为代表的精确放疗时代。鼻咽癌的解剖位置、病理特征、肿瘤局部广泛浸润的特性、高淋巴结转移率，以及肿瘤周围众多重要的正常组织、器官的关系，决定了鼻咽癌放射治疗的靶区范围大且极度不规则，周围危及器官众多。因此，鼻咽癌是最适合应用 IMRT 技术的癌种之一。利用 IMRT 技术成功治疗鼻咽癌有三个环环相扣的环节，即肿瘤靶区的精确勾画、放疗计划的精确设计、实际照射的精确摆位和精准打击。其中的任何一个环节出了问题，IMRT 技术治疗鼻咽癌的优势就可能无法体现出来。而肿瘤靶区的精确勾画是 IMRT 技术的基础环节，所谓万丈高楼平地起，基础打不好，那么高楼势必成为危楼，因此要特别强调肿瘤靶区的精确勾画。遗憾的是，目前尚无专门讲解鼻咽癌精确放疗靶区勾画的相关图书。

本书图文并茂，详细介绍了鼻咽癌靶区勾画的依据、原则及细节，结合临床实际病例对诊疗思路、靶区勾画情况及治疗转归进行了具体阐述，书中所述的肿瘤靶区勾画实例基本涵盖了临床工作中常见的病例类型，且均为随访超过 3 年的病例，极具代表性和说服力。

希望本书的出版能够为从事鼻咽癌放射治疗的医生提供临床帮助及启发。学术交流，百家争鸣，本书不妥之处还望广大同道及读者批评指正。

复旦大学附属眼耳鼻喉科医院

目　录

第1章 鼻咽癌诊疗概况

一、流行病学和病因

全世界范围内，鼻咽癌发病率较低，在人体常见恶性肿瘤发病率排名中位于 10 名之外，但鼻咽癌的发病率具有明显的地域特征和人种特征，非洲东部和北部、东南亚、我国南方和东南沿海地区高发，黄种人发病率明显高于其他人种。国际原子能机构统计，2018 年全球新发鼻咽癌病例 129 079 例，中国新发病例 60 558 例（占 47%）。在中国，广东、广西、福建、江西、湖南等南方地区高发，广东省个别高发地区发病率可达 30/10 万～40/10 万。鼻咽癌具体的发病原因尚不明确，但基础研究显示鼻咽癌发病与遗传易感性、EB 病毒（EBV）感染明显相关。

二、鼻咽癌临床表现

鼻咽癌的临床表现呈现多样化，缺乏特异性。总体而言，典型的临床表现有颈部淋巴结肿大、鼻咽肿物和脑神经受累三大体征，有鼻塞、回吸性血涕、耳鸣、听力下降、头痛、面麻和复视七大症状。

三、鼻咽癌诊断

依据病史和临床表现，并通过体格检查怀疑鼻咽癌时，要通过鼻咽镜（间接鼻咽镜或者电子鼻咽镜）进行详细的鼻咽检查，发现异常及时活检，明确病理诊断，病理诊断是确诊鼻咽癌的金标准。然后从影像学方面详细评估肿瘤的范围，推荐鼻咽和颈部 MRI（平扫 + 增强）、胸部 CT、腹部 CT（平扫 + 增强）或腹部彩超、全身骨扫描等影像学检查明确局部病灶侵犯范围、淋巴结转移状态，以及是否有远处转移，准确获得肿瘤的 TNM 分期证据。NCCN 指南及中国鼻咽癌临床分期工作委员会均推荐鼻咽原发灶的侵犯范围要依据 MRI（平扫 + 增强）确定，除非患者有 MRI 检查禁忌证，才能以 CT 替代。对于具有远处转移高危因素的患者 [T_4 和（或）$N_{2\sim3}$]，建议行 PET-CT 检查除外隐匿的远处转移。

1. 病理学诊断

强调要尽可能从鼻咽原发病灶处获取病理。避免单纯采用颈部淋巴结穿刺和（或）活检替代鼻咽原发灶诊断，除非鼻咽原发灶经过多次活检未能获得病理证实。采用颈部淋巴结作为诊断者，颈部淋巴结除了常规的组织学病理、免疫组化指标，还需要原位杂交检测 EB 病毒编码的小 RNA（EBER）阳性，增加诊断的准确性。对于不经过全面的鼻咽、口咽、口腔、喉部检查，看到颈部淋巴结肿大就盲目采取淋巴结活检的行为要禁止。

2. 分子诊断指标

鼻咽原发灶的组织病理进行原位杂交检测 EBER。反映预后和指导治疗的常用指标有病理类型、EBV-DNA 拷贝数、原发肿瘤表皮生长因子受体（EGFR）表达情况、Ki-67 增殖指数等。

除与原发肿瘤相关的影像学、病理学、分子预后指标外，还需要对患者一般情况、并发症、营养状况、血生化、血常规及甲状腺功能、垂体功能等进行相应检查和评估，为治疗方案选择和预后判断提供依据。

四、鼻咽癌分期

既往鼻咽癌的分期标准国内和国际不统一，不利于彼此之间的交流。2018 年鼻咽癌分期国内外达成一致共识，采用第 8 版美国癌症联合委员会（AJCC）分期（表 1-1），临床预后分期见表 1-2。

表 1-1 鼻咽癌 AJCC 分期

TNM 分期	判定标准
原发肿瘤（T）	
T_x	原发肿瘤无法评价
T_0	无原发肿瘤证据，但具有 EBV 阳性的颈部淋巴结累及
T_1	肿瘤局限于鼻咽、口咽、鼻腔，无咽旁间隙累及
T_2	肿瘤侵犯咽旁间隙和（或）邻近软组织侵犯（翼内肌、翼外肌、椎前肌）
T_3	肿瘤侵犯颅底、颈椎、翼板结构和（或）鼻旁窦
T_4	肿瘤侵犯颅内，累及脑神经、下咽、眼眶、腮腺和（或）广泛的软组织区域浸润，并超过翼外肌外侧缘
区域淋巴结（N）	
N_x	区域淋巴结无法评价
N_0	无区域淋巴结转移
N_1	单侧颈部淋巴结转移，和（或）单侧或双侧咽后淋巴结转移，最大径$\leq$6cm，位于环状软骨下缘以上水平
N_2	双侧颈部淋巴结转移，最大径$\leq$6cm，位于环状软骨下缘以上水平
N_3	单侧或双侧颈部淋巴结转移，最大直径>6cm，以及（或者）侵犯环状软骨下缘以下水平
远处转移（M）	
M_0	无远处转移
M_1	有远处转移

表 1-2 鼻咽癌临床预后分期

分 期	判定标准
0 期	$Tis\ N_0\ M_0$
I 期	$T_1\ N_0\ M_0$
II 期	$T_{0\sim1}\ N_1\ M_0$ 或 $T_2\ N_{0\sim1}\ M_0$
III 期	$T_{0\sim2}\ N_2\ M_0$ 或 $T_3\ N_{0\sim2}\ M_0$
IVA 期	$T_4\ N_{0\sim2}\ M_0$ 或 $T_x N_3\ M_0$
IVB 期	$T_x N_x M_1$

五、鼻咽癌治疗原则

鼻咽癌的治疗原则遵循美国国家综合癌症网络（NCCN）指南（2021 版）以及中国抗癌协会临床肿瘤学协作专业委员会（CSCO）鼻咽癌专家委员会 2021 年发布的鼻咽癌诊疗指南（第 1 版），提倡多学科综合讨论制度（MDT），依据 TNM 分期进行分层治疗。

1. 临床 I 期（$T_1N_0M_0$）

进行单纯放射治疗（IMRT 技术）。

2. 临床 II 期（$T_1N_1M_0$、$T_2N_0M_0$、$T_2N_1M_0$）

进行单纯放射治疗（IMRT 技术）、同期放化疗（咽旁明显侵犯或淋巴结较大的患者）。

3. 临床 III～IVA 期

进行临床试验、诱导化疗 + 同期放化疗、同期放化疗 + 辅助化疗、同期放化疗（推荐级别 IIB，仅限肿瘤负荷较小的 III～IVA 期）。

4. 临床 IVB 期（M_1）

以化疗为主的综合治疗，根据化疗后缓解情况以及转移病灶数量补充局部区域放疗；临床试验。

5. 复发鼻咽癌

(1) 早期（$rT_{1\sim2}$）：I 级推荐为内镜下肿瘤完整切除手术，不能手术或者拒绝手术的采用 IMRT 技术再程放射治疗。

(2) 局部晚期（$rT_{3\sim4}$）：手术（高选择性）/ 放射治疗 / 放疗联合化疗。

(3) 临床试验：放疗联合靶向治疗 / 放疗联合免疫治疗 / 免疫联合化疗。

6. 转移鼻咽癌

内科治疗为主（化疗、化疗联合靶向治疗、免疫治疗、化疗联合免疫），寡转移病例推荐内科治疗后联合局部放疗。

7. 多次失败 / 多脏器失败

(1) 化疗为主 / 化疗联合免疫治疗 / 化疗联合抗 EGFR 靶向治疗 / 化疗联合抗 VEGF 靶向治疗。

(2) 临床试验：免疫治疗 / 免疫治疗联合抗 VEGF 靶向治疗。

常用化疗方案包括 PF（顺铂＋氟尿嘧啶）、TP（紫杉醇＋顺铂）、TPF（紫杉醇＋顺铂＋氟尿嘧啶）、GP（吉西他滨＋顺铂），对于不适合应用顺铂的患者可以酌情考虑奈达铂或者卡铂代替；同期放化疗阶段推荐使用铂类单药；对于无法耐受化疗的患者可以用抗 EGFR 的单克隆抗体（如尼妥珠单抗、西妥昔单抗）替代。

（王孝深　胡超苏）

参 考 文 献

[1] Zeng H, Chen W, Zheng R, et al. Changing cancer survival in China during 2003–15: a pooled analysis of 17 population–based cancer registries[J]. Lancet Glob Health, 2018, 6(5):e555–e567.

[2] Bray F, Ferlay J, Soerjomataram I, et al.Global cancer statistics 2018: GLOBOCAN estimates of incidence and mortality worldwide for 36 cancers in 185 countries[J]. CA Cancer J Clin, 2018, 68(6):394–424.

[3] Amin MB, Edge SB, Greene FL, et al. AJCC Cancer Staging Manual[M]. 8th ed. New York: Springer, 2017: 103–111.

[4] Brierley JD, Gospodarowicz MK, Wittekindc. UICC TNM classification of malignant tumours [M]. 8th ed. Chichester: Wiley, 2017: 22–30.

[5] 中国鼻咽癌临床分期工作委员会 . 中国鼻咽癌分期 2017 版（2008 鼻咽癌分期修订专家共识）[J]. 中华放射肿瘤学杂志 , 2017, 26 (10): 1119–1125.

[6] 中国临床肿瘤学会（CSCO）. 鼻咽癌诊疗指南（2020 版）[M]. 北京：人民卫生出版社，2020.

第2章 鼻咽癌影像学诊断

恰当系统的影像学检查对于鼻咽癌的诊断、分期和治疗（尤其是放疗靶区的勾画）至关重要。MRI、CT 和 ^{18}F– 氟代脱氧葡萄糖（^{18}F-FDG）–PET/CT 是目前鼻咽癌诊断和治疗最常用的影像学方法，在鼻咽癌诊疗中有着广泛的应用价值。

一、鼻咽癌影像学诊断技术

1. MRI 扫描

原发灶的增强 MRI 是诊断鼻咽癌的首要影像学手段。MRI 有不同位相（横断面、冠状面、矢状面等）三维显示，还具有软组织分辨率高及多参数成像等特点。与 CT 相比，应用 T_1WI、T_2WI 和钆喷酸二甲葡胺（Gd-DTPA）增强后 T_1WI 序列进行横断、矢状和冠状面的扫描，对诊断鼻咽癌的黏膜下浸润，以及对腭帆提肌、腭帆张肌、咽旁间隙、咽颅底筋膜、咽后淋巴结、颅底骨质骨髓受侵和颅内的侵犯程度了解更有优势。此外，对于脑实质的病变（如肿瘤侵犯、复发或放射性脑坏死等）、放疗后咽旁间隙改变的定性（放射性纤维化或肿瘤残留或复发）、鼻腔鼻窦肿瘤侵犯与炎性病变的鉴别，MRI 亦优于 CT。

因此，鼻咽癌治疗前的诊断和分期局部检查建议首选 MRI，同时建议做增强及多序列扫描。鼻咽肿瘤在 T_1WI 呈中低信号，T_2WI 呈偏高信号，Gd-DTPA 增强后有明显强化。肿瘤侵犯骨髓腔 T_1WI 信号强度明显减低。MRI 评估肿瘤原发灶侵犯范围和咽后淋巴结转移优势更明显，而在评估颈部淋巴结转移方面 CT 的准确性与 MRI 相似。

功能性 MRI 相较于常规成像序列提供了更多的生物学信息，在鼻咽癌的定性、疗效监测、预后预测及诊断复发方面有应用前景。功能成像技术包括磁共振弥散加权成像（diffusion weighted imaging，DWI）、磁共振波谱成像（magnetic resonance spectroscopy，MRS）、弥散张量成像（diffusion tensor imaging，DTI）、灌注成像（perfusion weighted imaging，PWI）等。

2. CT 扫描

对了解鼻咽癌的侵犯范围和对周围结构的侵犯情况比临床检查更有优越性，尤其对咽旁、颅底骨质和颅内侵犯情况。增强扫描对颈动脉鞘区肿瘤侵犯、海绵窦侵犯和颈淋巴结转移的诊断更有帮助。检查的部位应包括颅底、鼻咽和颈部。CT 显示颅底骨破坏较直观清晰，能显示微小的骨密质异常，对鼻咽癌颅底孔道侵犯的诊断率较高。做鼻咽 CT 扫描时，应做增强扫描及调节窗位显示骨窗。

3. PET/CT

^{18}F–FDG–PET/CT 在诊断远处转移方面比常规检查（例如胸部 CT、腹部超声 /CT 及放射性核素骨显像）更有优势，敏感性（70%～80% vs. 30%）和特异性更高（＞90% vs. 83%～88%）；并且在诊断和鉴别颈部小淋巴结转移、局部肿瘤残留或复发方面灵敏度和准确度相对更高。有研究显示，PET/CT 检查相较于常规检查分别可使 28.7% 和 9.8% 患者的 N 分期和总分期升级。同时，FDG–PET 还提供代谢参数（最大标准化摄取值 SUV 和病灶糖酵解总量 TLG 等），可以代表肿瘤生物学变化并对疗效有一定提示和预测作用。但是 PET/CT 对于局部肿瘤细节的评估显示不如 MRI 或薄层 CT 清晰，即分辨率较低。建议在经济条件允许情况下，对有高远处转移风险的局部晚期鼻咽癌与复发鼻咽癌行 PET/CT 扫描。

近年来，文献报道全身 ^{18}F–FDG–PET/MRI 相较于 PET/CT 显示出更高的鼻咽肿瘤检出率和更好的影像质量，可能有助于肿瘤分期及放射治疗靶区勾画。

4. 其他辅助检查

包括胸部增强 / 平扫 CT、腹部 B 超或上腹部增强 / 平扫 CT 及全身骨扫描。

5. 影像组学（radiomics）

通过使用大量自动提取的数据表征算法，将影像数据转化为可采集的高维度特征空间，并作为影像生物标记物来深度分析肿瘤表型。无创的影像组学可以更全面地获取整个肿瘤的信息，反映整个肿瘤的病理、基因和预后信息，从而有助于诊断和预后预测。有研究报道，影像组学可以预测鼻咽癌患者的预后，从而有助于为患者制订个体化治疗方案。

二、鼻咽癌的 CT/MRI 表现

主要包括鼻咽软组织信号改变、鼻咽腔形态异常、肿瘤对邻近组织结构的侵犯以及咽后及颈部淋巴结转移。

1. 鼻咽软组织信号改变

鼻咽癌常表现为鼻咽部局部软组织增厚或形成软组织肿块向鼻咽腔内突起，CT 上信号与邻近软组织相似，密度较均匀，增强后肿块均匀中等强化（图 2-1），若伴坏死密度可不均匀。MRI 表现为 T_1WI 呈等或稍低信号，T_2WI 呈偏高信号，增强后病变呈中等度强化多见，若伴坏死则可伴欠均匀低信号（图 2-2）。除了向鼻咽腔内呈外生性生长，鼻咽癌亦会向黏膜下和深部软组织浸润性生长。MRI 软组织分辨率高，可显示早期黏膜浸润，CT 在显示软组织侵犯方面不如 MRI。鼻咽癌最好发于顶后壁，其次为侧壁，前壁少见，多壁受累亦较常见。肿瘤向黏膜下浸润，表现为各壁的局部增厚。向后或向外侵及肌肉时，可见肌肉间隙模糊、消失（图 2-3）。

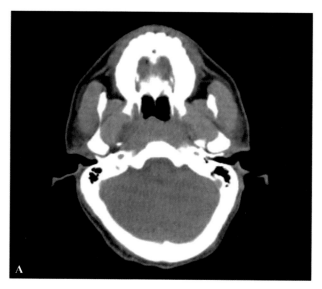
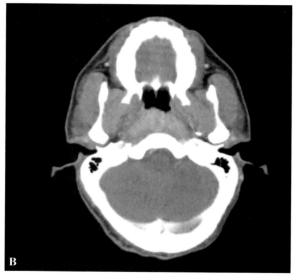

▲ 图 2-1　A. CT 平扫；B. CT 增强显示的鼻咽部软组织肿块及信号改变

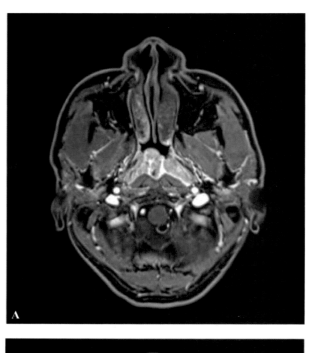
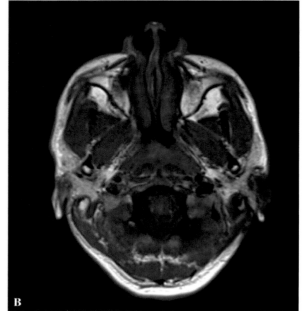
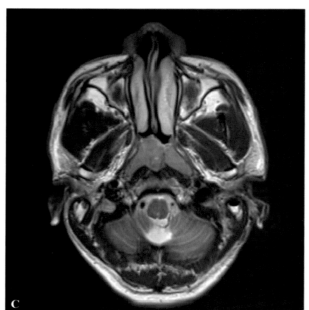

▲ 图 2-2　A. MRI T$_1$ WI 增强抑脂；B. MRI T$_1$ WI；
C. MRI T$_2$ WI 显示的鼻咽部软组织肿块及信号改变

2. 鼻咽腔形态异常

　　鼻咽癌好发于咽隐窝，早期的鼻咽癌 CT/MRI 可表现为单侧或双侧咽隐窝变浅或闭塞，或两侧隐窝不对称和局部软组织隆起；肿块较大者可见软组织肿块占据整个鼻咽腔（图 2-2）。部分隐窝内的较小病变，纤维电子鼻咽镜亦较难发现，需结合 CT/MRI 影像指导鼻咽镜进行病理活检（图 2-4）。

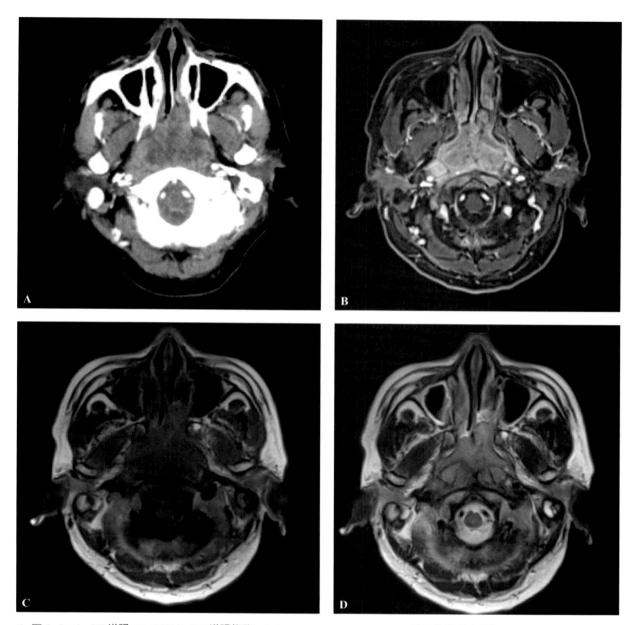

▲ 图 2-3　A. CT 增强；B. MRI T$_1$WI 增强抑脂；C. MRI T$_1$WI；D. MRI T$_2$WI 显示的鼻咽癌侵犯周围肌肉组织（头长肌、腭帆提肌、腭帆张肌）

3. 肿瘤侵犯邻近组织结构

鼻咽癌可向前侵犯鼻腔、翼腭窝、上颌窦，并进一步通过翼腭窝与周围结构相通；向后侵犯头长肌、咽后间隙及椎前间隙，甚至颈椎椎体或椎管；向外侵犯咽旁间隙、颞下窝，可侵犯耳咽管至内耳、中耳、外耳；向上侵犯颅底结构，通过卵圆孔、破裂孔进入颅内，进而累及海绵窦、蝶窦，甚至颅内侵犯，并侵犯脑神经（图 2-5）；向下可累及口咽、下咽。鼻咽癌常侵犯颅底骨质，最

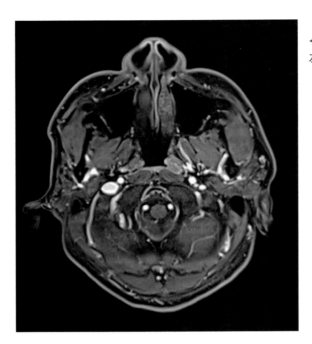

◀ 图 2-4　MRI T_1WI 增强抑脂显示鼻咽左侧隐窝内病变

常见侵犯部位包括斜坡、颞骨岩尖、蝶骨和破裂孔、卵圆孔、颈动脉管等。溶骨性侵犯表现为骨质吸收破坏、成骨性侵犯表现为骨质增生硬化，亦可呈混合多种表现。

(1) 溶骨性侵犯：骨质吸收破坏，被软组织影替代，CT 和 MRI 均可较清晰显示，CT 表现为骨皮质变薄、中断，骨小梁模糊消失；MRI 表现为正常骨髓的脂肪信号为肿瘤信号所取代，骨髓腔 T_1WI 信号强度明显减低，通常增强后有明显强化（图 2-6）。CT 横断位和冠状位骨窗上能清晰显示颅底诸孔，显示颅底骨质溶骨性破坏较 MRI 更清晰。

(2) 成骨性侵犯：骨质增生硬化，CT 显示骨皮质增厚、密度增高或松质骨内出现斑片状高密度影，甚至出现大片致密新生骨影，骨外形可无明显变化，易漏诊（图 2-7）。MRI 的 T_1WI 和 T_2WI 上均以低信号为主，增强后强化不明显。

(3) 混合型：不同部位表现为溶骨性和成骨性两种不同的破坏形式，或同一部位两种破坏形式共同存在。

三、咽后及颈部淋巴结转移

鼻咽癌可早期发生淋巴结转移。CT 和 MRI 均可早期发现颈部淋巴结转移，最常见的淋巴结转移部位为咽后淋巴结外侧组、Ⅱ 区、Ⅲ 区。约 70% 淋巴结边

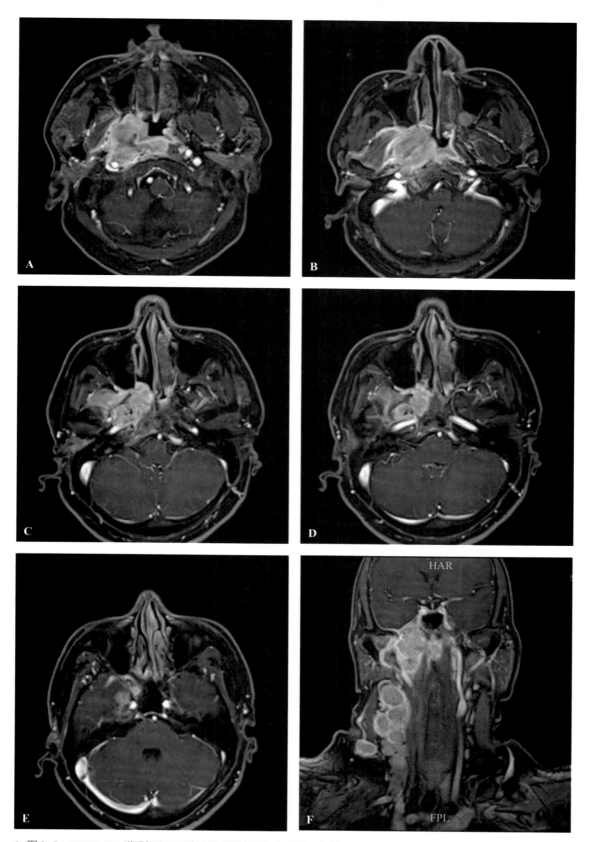

▲ 图 2-5 **MRI T₁WI 增强抑脂**显示鼻咽癌侵犯邻近组织结构（向前侵犯鼻腔、翼腭窝；向后侵犯头长肌、咽后间隙；向外侵犯咽旁间隙、翼内肌、翼外肌；向上侵犯颅底结构，通过卵圆孔、破裂孔进入颅内，进而累及海绵窦）

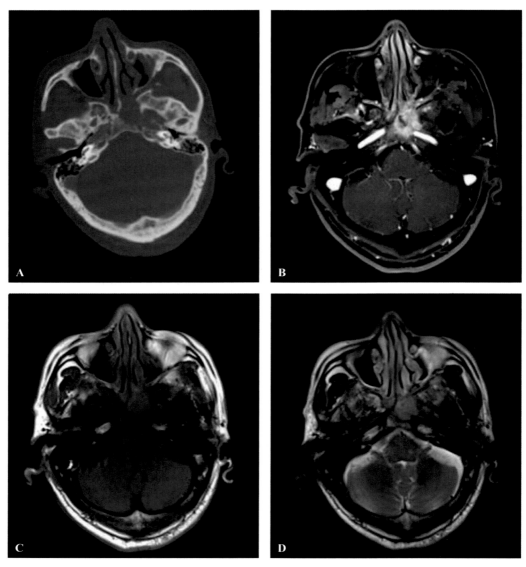

▲ 图 2-6　A. CT 骨窗；B. MRI T₁WI 增强抑脂；C. MRI T₁WI；D. MRI T₂WI 显示的颅底斜坡、翼突、蝶骨基底部溶骨性破坏

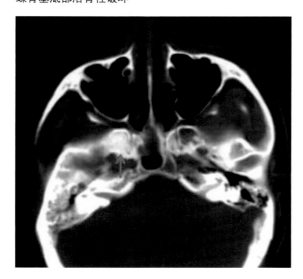

◀ 图 2-7　CT 骨窗显示的颅底翼突、蝶骨基底部成骨性改变

缘规则、均匀，轻中度强化（图 2-8）；部分淋巴结边缘不规则强化、内部低密度坏死（图 2-9）。MRI 还可鉴别鼻咽癌局部侵犯和肿大淋巴结，通常肿瘤直接侵犯可见肿块影与侧壁肿瘤相连，两者间融合无间隙，颈动静脉多包绕其中（图 2-10）；而肿大淋巴结则与侧壁肿瘤之间存在脂肪间隙，颈动静脉常显示受压移位（图 2-11）。

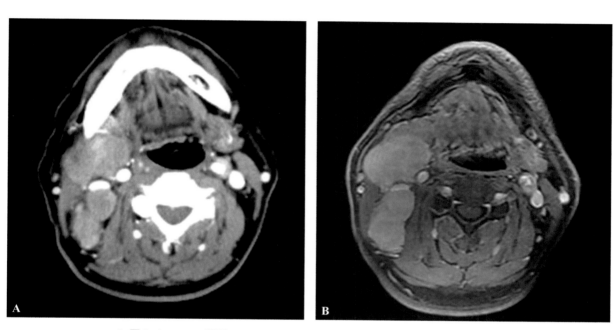

▲ 图 2-8　A. CT 增强；B. MRI T_1WI 增强抑脂显示的实性均匀强化颈淋巴结

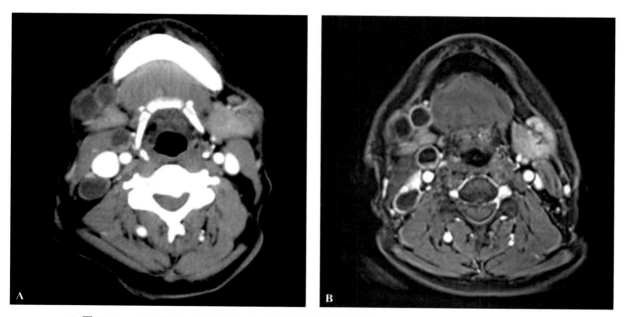

▲ 图 2-9　A. CT 增强；B. MRI T_1WI 增强抑脂显示的边缘不规则强化、内部低密度坏死颈淋巴结

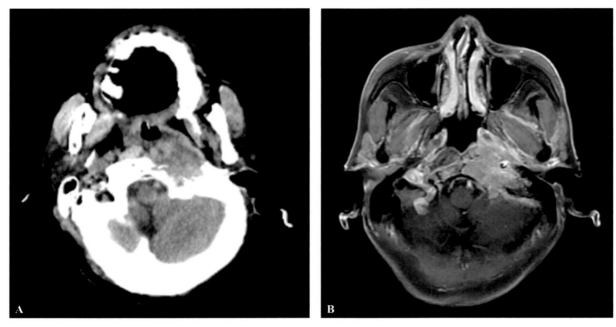

▲ 图 2-10　A. CT 增强；B. MRI T$_1$WI 增强抑脂显示的鼻咽癌局部向外侧侵犯，包绕颈内动、静脉

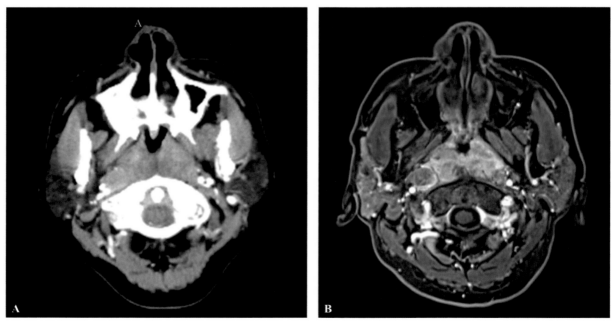

▲ 图 2-11　A. CT 增强；B. MRI T$_1$WI 增强抑脂显示的鼻咽癌咽后淋巴结，颈内动、静脉受压向外侧移位

（欧　丹）

参 考 文 献

[1] 黄晓东，高黎 . 鼻咽癌 // 李晔雄 . 肿瘤放射治疗学 [M].5 版 . 北京：中国协和医科大学出版社，2018:389–403.

[2] 陈韵彬 . 鼻咽癌影像学诊断新进展 [M]// 潘建基，陆嘉德 . 鼻咽癌 . 上海：上海科技教育出版社，2010:15–35.

[3] Chen YP, Chan ATC, Le QT, et al. Nasopharyngeal carcinoma[J]. Lancet. 2019, 394 (10192):64–80.

[4] Chen WS, Li JJ, Hong L, et al. Comparison of MRI, CT and ^{18}F–FDG PET/CT in the diagnosis of local and metastatic of nasopharyngeal carcinomas: an updated meta–analysis of clinical studies[J]. Am J Transl Res, 2016, 8(11): 4532–4547.

[5] Chan SC, Yeh CH, Yen TC, et al. Clinical utility of simultaneous whole–body ^{18}F–FDG PET/MRI as a single–step imaging modality in the staging of primary nasopharyngeal carcinoma[J]. Eur J Nucl Med Mol Imaging, 2018, 45(8): 1297–1308.

[6] Abdel Khalek Abdel Razek A, King A. MRI and CT of nasopharyngeal carcinoma[J]. AJR Am J Roentgenol, 2012, 198(1):11–18.

[7] Cheng Y, Bai L, Shang J, et al. Preliminary clinical results for PET/MR compared with PET/CT in patients with nasopharyngeal carcinoma[J]. Oncol Rep, 2020, 43(1):177–187.

[8] Wang XS, Hu CS, Ying HM, et al. Study of the medial group retropharyngeal node metastasis from nasopharyngeal carcinoma based on 3100 newly diagnosed cases[J]. Oral Oncol, 2014, 50(11):1109–1113.

[9] Wang X, Hu C, Ying H, et al. Patterns of lymph node metastasis from nasopharyngeal carcinoma based on the 2013 updated consensus guidelines for neck node levels[J]. Radiother Oncol, 2015, 115(1):41–45.

[10] King AD, Vlantis AC, Yuen TWC, et al. Detection of Nasopharyngeal Carcinoma by MR Imaging: Diagnostic Accuracy of MRI Compared with Endoscopy and Endoscopic Biopsy Based on Long–Term Follow–Up[J]. AJNR Am J Neuroradiol, 2015, 36(12):2380–2385.

第3章　鼻咽癌局部侵犯规律

一、鼻咽癌起源位置及腔内生长方式

鼻咽癌原发病灶多起源于咽隐窝（图 3-1）或顶壁；Sham 等 [1] 对 130 例 EB 病毒（EBV）血清学阳性的患者采用鼻咽纤维镜多点活检，发现早期癌 7 例，6 例起源于咽隐窝，其中 1 例为两侧咽隐窝。据此，他们提出鼻咽癌好发于咽隐窝，且具有多中心发生的特点；Sham 等 [2] 还通过多点活检，发现鼻咽癌在鼻咽腔内存在黏膜下生长的现象，占 13.5%；并且发现在内镜下表现正常的黏膜处，51.4% 的患者存在微浸润灶。因此，在鼻咽癌放疗中，有学者提出需对全鼻咽腔而不是单纯的可见病灶给予治疗剂量。但是，以上研究发表于 20 世纪 90 年代，当时 CT 和 MRI 并未得到应用，仅依靠内镜表现往往不能够准确全面地确定肿瘤的边界。而当今，MRI 已广泛应用，其具有良好的软组织分辨率，

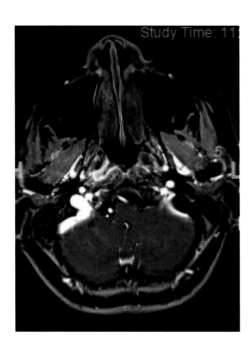

◀ 图 3-1　鼻咽癌起源于咽隐窝

被认为是鼻咽癌首选的检查分期手段。King 等[3] 比较了 MRI 图像和内镜活检判断鼻咽癌的准确性，发现 MRI 的敏感性达 100%，而内镜联合活检为 95%，可见 MRI 图像在发现病灶的能力优于内镜活检。因此，基于 MRI 的优质成像能力和笔者所在中心长期进行鼻咽癌活检诊断工作的经验上，笔者认为虽然鼻咽癌可能存在黏膜下生长或多发微病灶的情况，但是 MRI 图像能够准确显示肿瘤的范围，可以只针对 MRI 图像所显示的病灶范围给予治疗剂量，而不需要全鼻咽腔给予治疗剂量。

二、鼻咽腔外侵犯方式

当肿瘤突破鼻咽腔后，向四周侵犯的主要路径如下。

1. 前方

鼻咽前方为鼻腔（上颌窦后壁连线为界），两者之间没有解剖屏障阻隔，因此，鼻咽肿瘤容易向前侵犯鼻腔。当肿瘤侵及鼻腔时，可通过蝶腭孔进入翼腭窝。

2. 侧方

肿瘤可直接突破咽颅底筋膜或间接地通过颅底筋膜薄弱处——Morgagni 窦（sinus of Morgagni）侵犯咽旁间隙。当肿瘤侵及咽旁间隙后，可继续向侧方侵犯翼内外肌；也可沿卵圆孔（内行下颌神经 V_3）至海绵窦。

3. 后方

肿瘤向后可侵犯咽后间隙和椎前肌肉（如头长肌），进一步侵犯椎体；向侧后方发展，可侵犯舌下神经管，导致舌下神经（Ⅻ）麻痹。

4. 下方

主要侵及口咽，可呈黏膜下侵犯。在内镜下肿瘤显示不明显时，需通过磁共振图像加以判断。

5. 上方

向上容易侵犯卵圆孔、破裂孔和颅底骨质，进一步侵犯颅内；颅内侵犯主要为脑膜侵犯，如海绵窦和颞叶脑膜，侵犯脑实质者较为少见。

三、鼻咽腔外侵犯特点

1. 从近至远，逐步侵犯

鼻咽癌局部侵犯的主要特征是逐步向周围侵犯，不存在跳跃式侵犯；Liang 等[4] 分析了 943 例初诊鼻咽癌患者，将受侵的部位分成高危区域（＞35%）、中危区域（5%～35%）和低危区域（＜5%），具体解剖结构及受侵概率如表 3-1 所示。高危区域都是与鼻咽相连的解剖结构；而在高危区域没有受侵时，中危区域受侵的概率＜10%，当高危区域受侵时，中危区域受侵概率上升至 55.2%。此种侵犯特点为鼻咽癌放射治疗的预防照射提供了可能和依据。

2. 沿孔道加速侵犯

鼻咽与颅底紧密相邻，但是由于构成颅底的骨骼上存在许多孔道和骨之间存在骨缝，颅底骨并不能完全阻隔肿瘤的侵犯。相反，鼻咽癌侵犯颅底骨的情况较为常见，并且肿瘤可以在不侵犯骨质的情况下，通过骨缝和孔道，侵犯到

表 3-1　鼻咽癌对周围结构侵犯的发生率

高危区域		中危区域		低危区域	
解剖结构	病例数（%）	解剖结构	病例数（%）	解剖结构	病例数（%）
咽旁间隙	638（67.7）	卵圆孔	219（23.2）	眶下裂	35（3.7）
腭帆提肌	618（65.5）	蝶骨大翼	210（22.3）	颈椎	31（3.3）
茎突前间隙	605（64.2）	翼内肌	188（19.9）	颞下窝	27（2.9）
腭帆张肌	539（57.2）	口咽	187（19.8）	上颌窦	27（2.6）
茎突后间隙	477（50.6）	海绵窦	164（17.4）	脑池	20（2.1）
鼻腔	451（47.8）	蝶窦	163（17.3）	颞叶	17（1.8）
翼突	437（46.3）	翼腭窝	162（17.2）	脑膜	13（1.4）
蝶骨底	418（44.3）	翼外肌	100（10.6）	眶尖	11（1.1）
岩尖	365（38.7）	舌下神经管	96（10.2）	眶上裂	6（0.6）
椎前肌肉	363（38.5）	圆孔	87（9.2）	下咽	5（0.5）
斜坡	361（38.3）	筛窦	50（5.3）	额窦	2（0.2）
破裂孔	339（35.9）	颈静脉孔	48（5.1）		

远处结构。

除了直接大范围侵犯颅底骨质进而累及海绵窦外，鼻咽癌通过孔道侵犯海绵窦的方式较为隐蔽，需要临床医生特别关注。当肿瘤侵犯至茎突前间隙后，可在不侵及蝶骨大翼的情况下，直接通过卵圆孔侵犯海绵窦（图3-2）。在侵犯海绵窦的单个路径中，经过卵圆孔侵犯海绵窦所占的比率最高（26.4%），其次是通过破裂孔路径侵犯（10.1%），而同时通过卵圆孔和破裂孔侵犯海绵窦者占28.1%[4]。

鼻咽癌局部侵犯的通路中，翼腭窝是一个重要孔道。翼腭窝通过以下7个通路与相应结构相连通。①前路：眶下裂—眼眶；②后内路：翼管—岩尖破裂孔；③后上路：圆孔—颅中窝；④后下路：腭咽管—鼻咽；⑤内路：蝶腭孔—鼻腔；⑥外路：翼上颌裂—颞下窝；⑦下路：翼腭管—腭大、小孔—口腔。因此，当肿瘤侵犯翼腭窝后，容易通过以上通路，侵犯至远处的结构。其中，鼻咽癌通过翼腭窝，沿眶下裂侵及眶尖的肿瘤侵犯通路较为常见，且影像学上表现隐蔽（图3-3），需要给予特别关注。

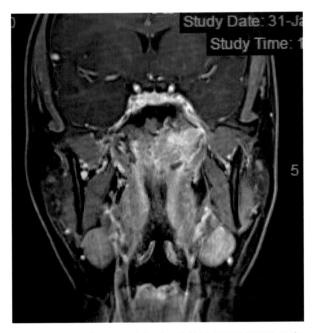

▲ 图3-2　肿瘤侵犯咽旁间隙，直接沿卵圆孔侵犯海绵窦

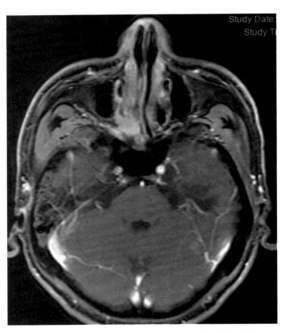

▲ 图3-3　肿瘤侵犯翼腭窝往颞下窝方向发展

（杜承润）

参 考 文 献

[1] Sham JS, Wei WI, Zong YS, et al.Detection of subclinical nasopharyngeal carcinoma by fibreoptic endoscopy and multiple biopsy[J]. Lancet, 1990, 335 (8686):371–374.

[2] Sham JS, Wei WI, Kwan WH, et al.Fiberoptic endoscopic examination and biopsy in determining the extent of nasopharyngeal carcinoma[J]. Cancer, 1989, 64(9):1838–1842.

[3] King AD, Vlantis AC, Bhatia KS, et al.Primary nasopharyngeal carcinoma: diagnostic accuracy of MR imaging versus that of endoscopy and endoscopic biopsy[J]. Radiology, 2011, 258(2):531–537.

[4] Liang SB, Sun Y, Liu LZ, et al. Extension of local disease in nasopharyngealcarcinoma detected by magnetic resonance imaging: improvement of clinical target volume delineation[J]. Int J Radiat Oncol Biol Phys, 2009, 75(3):742–750.

第4章 鼻咽癌淋巴结转移分布规律

鼻咽癌淋巴结转移概率很高，60%以上的患者确诊时就能摸到颈部肿大的淋巴结，80%以上的患者确诊时就已经存在影像学可见的肿大淋巴结。目前的治疗共识是无论颈部淋巴结状态如何，颈部都必须给予预防性照射，这样才能提高鼻咽癌的局部区域控制率，相应减少远处转移率，提高总生存率。

20世纪鼻咽癌的放疗以常规二维技术为主，多采用面颈联合野+锁骨上切线野照射，鼻咽原发肿瘤、肿瘤周围的亚临床病灶、颈部淋巴结引流区（常规放疗不需要格外关注颈部淋巴结的三维边界，整个颈部都包含在照射野之内）以及邻近的正常结构都包含在照射范围内，尽管控制了肿瘤，但正常器官结构往往受到不必要的照射，后遗症较多，如口干、龋齿、听力下降、颈部肌肉纤维化、张口困难、下颌骨坏死、脑神经损伤、颞叶坏死，严重影响长期生存者的生活质量。而调强放射治疗（IMRT）首先要求在CT或者MRI上勾画肿瘤靶区（GTV）、临床靶区（CTV）、计划靶区（PTV），CTV太小可能导致肿瘤漏照而局部区域控制率下降，CTV过大则无法充分体现IMRT技术保护正常器官的优势。

传统的颈部淋巴结划分是根据解剖位置来定义，大概分组如下：①上颈深淋巴结：a.颈深上组，即由鼻咽直接引流来的咽后淋巴结和颅底颈内动静脉前方出入颅底处的淋巴结；b.颈深后组，即位于乳突部深处淋巴结，肿大时可以在耳后下方触及肿块；c.颈深前组，包括二腹肌组以及颈内动静脉链上下组淋巴结，肿大时可以在舌骨大角后、颈动脉窦旁或下颌角后下方触及，严重的可能伴有颈动脉窦过敏综合征。②颈中下组、颈后三角以及脊副链淋巴结，前者沿胸锁乳突肌由上而下走行，后者在斜方肌前缘可及，颈后三角淋巴结则恰在两者之间。③锁骨上下及切迹上淋巴结。④逆流可到达耳前、颊部、颌下、颏下的淋巴结。这种划分方法过于粗糙，缺少三维边界的定义，无法在 CT 或 MRI 图像上准确勾画出各组的范围边界，不同医生勾画同一个患者的淋巴结靶区时，往往上、下、前、后、内、外界差异很大，导致总的靶区范围彼此差异很大，不利于局部区域控制率以及不良反应的横向比较。因此，研究鼻咽癌颈部淋巴结转移的影像学分布规律对于颈部 CTV 的勾画至关重要。

一、颈部淋巴结的影像学分区

尽管头颈外科领域颈部淋巴结的分区不断更新，但是其分区标志无法在 CT 上识别，所以不适合于精确放疗。放射诊断以及头颈肿瘤放疗学者先后提出了一系列的影像学方法，如 1999 年的影像学分区（表 4-1）、鹿特丹准则，2000 年的布鲁塞尔准则，2003 年的颈部淋巴结分区国际指南共识（表 4-2），2006 年的补充版（加入茎突后间隙和锁骨上窝），以及 2013 年更新版的颈部淋巴结分区国际指南共识，目的是为 N_0 期头颈部肿瘤临床靶区（CTV）勾画提供依据。但彼此规定的分区边界不一致，导致不同的临床医生勾画颈部 CTV 时范围差异较大，不利于国际交流。而且对于鼻咽癌，其转移规律如何，上述分区能否充分包含 N+ 患者淋巴结转移的范围，尚缺乏系统的研究。笔者将复旦大学附属

表 4-1 颈淋巴结的 1999 年影像学分区法

区 组	位 置
Ⅰ 颏下和下颌下三角的淋巴结	位于舌骨体、下颌舌骨肌、下颌下腺后缘之前
ⅠA 颏下淋巴结	位于二腹肌前腹内侧缘之间
ⅠB 颌下淋巴结	位于 ⅠA 后外侧、颌下腺后缘之前
Ⅱ 上颈淋巴结	位于颅底至舌骨体下缘之间、下颌下腺后缘之后、胸锁乳突肌后缘之前
ⅡA	围绕颈内静脉的淋巴结（包括位于颈内静脉之后、无法与颈内静脉区分的淋巴结）
ⅡB	位于颈内静脉之后并有脂肪间隙与颈内静脉分隔的淋巴结
Ⅲ 中颈淋巴结	位于舌骨体下缘到环状软骨下缘之间、胸锁乳突肌后缘之前

（续　表）

区　组	位　置
Ⅳ下颈淋巴结	位于环状软骨下缘到锁骨之间、胸锁乳突肌后缘与前斜角肌后外侧缘之间连线的前方、颈总动脉的外侧
Ⅴ颈后三角淋巴结	位于颅底至环状软骨水平、胸锁乳突肌后缘之后；在环状软骨至锁骨水平位于胸锁乳突肌后缘与前斜角肌后外侧缘之间连线的后方，斜方肌前缘之前
ⅤA	颅底至环状软骨下缘之间的淋巴结
ⅤB	环状软骨下缘至锁骨水平之间的淋巴结
Ⅵ颈前淋巴结	位于舌骨体下缘至胸骨上端水平、两侧颈动脉之间
Ⅶ上纵隔淋巴结	位于胸骨上端至无名静脉水平、左右颈总动脉之间
锁骨上淋巴结	位于锁骨水平或锁骨以下、颈总动脉外侧的淋巴结
咽后淋巴结	颅底下方2cm范围内的淋巴结，位于颈内动脉的内缘

表 4-2　颈部淋巴分区国际共识指南（2003 版）

区组	上界	下界	前界	后界	外侧界	内侧界
Ⅰa	颏舌骨肌、与下颌骨基底缘相切的平面	与舌骨体相切	颏联合、颈阔肌	舌骨体	二腹肌前腹内缘	无
Ⅰb	下颌舌骨肌	舌骨体中心层面、颌下腺上缘、颈阔肌	颏联合、颈阔肌	颌下腺后缘	下颌骨内缘、颈阔肌	二腹肌前腹外缘
Ⅱa	C₁横突下缘	舌骨体下缘	颈内动脉前缘、颌下腺后缘	颈内静脉后缘	胸锁乳突肌内缘、颈阔肌	颈内动脉内缘，椎旁肌肉（肩胛提肌）外缘
Ⅱb	C₁横突下缘	舌骨体下缘	颈内静脉后缘	胸锁乳突肌后缘	胸锁乳突肌内缘	颈内动脉内缘，椎旁肌肉（肩胛提肌）外缘
Ⅲ	舌骨体下缘	环状软骨下缘	胸骨舌骨肌后外缘	胸锁乳突肌后缘	胸锁乳突肌内缘	颈总动脉内缘、椎旁肌肉（斜角肌）外缘
Ⅳ	环状软骨下缘	胸锁关节上2cm	胸锁乳突肌前内缘	胸锁乳突肌后缘	胸锁乳突肌内缘	颈总动脉内缘、椎旁肌肉（斜角肌）外缘
Ⅴ	舌骨体上缘	颈横血管	胸锁乳突肌后缘	斜方肌前缘	皮肤、颈阔肌	椎旁肌肉（肩胛提肌、头夹肌）
Ⅵ	甲状软骨下缘	胸骨切迹	皮肤、颈阔肌	气管食管之间的分界	甲状腺内缘、皮肤、胸锁乳突肌前内缘	无
咽后	颅底	舌骨体上缘	咽缩肌	椎前肌肉（头长肌、颈长肌）	颈内动脉内缘	体中线

肿瘤医院以及国内外其他单位的相关研究结果进行了总结。

二、基于 CT 的颈部淋巴结转移规律

笔者研究了 259 例初治的鼻咽癌患者，给予 CT 增强扫描，扫描范围是前床突上 1cm 至胸锁关节水平，采用的颈部淋巴结转移的诊断标准如下：①无论淋巴结直径大小，存在中心液化或者坏死；②淋巴结成簇分布，最小短径 8mm；③淋巴结最小横径≥1.0cm；④咽后淋巴结转移最小横径≥5mm。除了上述标准外，再加淋巴结与鼻咽原发肿瘤或者正常组织之间存在低密度脂肪间隙。该研究发现 218 例患者（84.2%）存在淋巴结转移。按照 2003 版国际分区指南标准来评价，各区淋巴结转移的分布见表 4-3。仔细分析发现淋巴结不经过Ⅱ区直接转移到Ⅲ区或者Ⅳ区（跳跃性转移）的比例仅为 2.3%，各区淋巴结转移跟鼻咽肿瘤的 T 分期没有相关性。初步总结的规律是：①鼻咽癌淋巴结转移率很高，Ⅱb 区、咽后和Ⅱa 区最容易发生转移；②淋巴结转移基本遵循由上到下、从近到远发展的规律，很少发生跳跃性转移；③鼻咽癌 T 分期和各区淋巴结的转移比例之间没有明显相关性。由于 2003 版国际分区指南里规定Ⅱ区淋巴结的上界为第 1 颈椎（C_1）横突下缘，笔者特别分析了初治鼻咽癌Ⅱ区淋巴结的上界，发现Ⅱb 区淋巴结转移 192 例，有 38 例（19.8%）淋巴结的上界高于 C_1 下缘水平，其中 29 例（15.1%）淋巴结上界到达 C_1 一半水平，9 例（4.7%）到达 C_1 上缘水平（图 4-1）。除此之外，笔者还特意分析了 157 例患者咽后淋巴结的位置，

表 4-3　218 例鼻咽癌患者颈部淋巴结的分布

区　组	同　侧		对　侧		双　侧		总　数	
	例　数	百分比（%）	例　数	百分比（%）	例　数	百分比（%）	例　数	百分比（%）
Ⅰb	6	2.8	0	0	0	0	6	2.8
Ⅱa	93	42.7	4	1.8	18	8.3	115	52.8
Ⅱb	79	36.2	20	9.2	93	42.7	192	88.1
Ⅲ	61	28.0	3	1.4	14	6.4	78	35.8
Ⅳ	16	7.3	1	0.5	3	1.4	20	9.2
Ⅴ	49	22.5	6	2.8	10	4.6	65	29.9
咽后	100	45.9	16	7.3	41	18.8	157	72.0

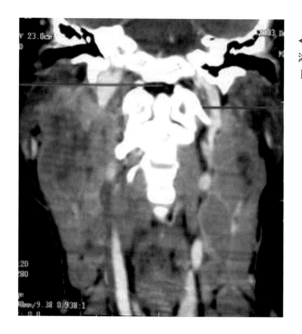

◀图 4-1 CT 冠状位重建图显示右侧Ⅱb区淋巴结上界到达 C_1 上缘水平（红线），左侧Ⅱb 区淋巴结上界到达 C_1 一半水平（蓝线）

发现多数（102 例，占 65%）位于颈静脉孔至颅底下 2cm 的范围内；但有 55 例（35%）咽后淋巴结位于颅底下 2cm 至舌骨水平。基于该研究，笔者认为对于鼻咽癌而言，将 C_1 上缘或颅底下缘水平作为Ⅱ区淋巴结上界，以及舌骨水平作为咽后淋巴结下界更为合理。

三、基于 MRI 的颈部淋巴结转移规律

由于 MRI 已经成为鼻咽癌首选的影像学检查工具，笔者又系统研究了 618 例初治鼻咽癌患者，常规接受鼻咽和颈部的 MRI 扫描，扫描序列包括 T_1WI、T_2WI、T_1 增强抑脂像，成像方位包括轴位、冠状位、矢状位，由放射诊断科医师和鼻咽癌治疗组的医师共同读片，判断鼻咽肿瘤的侵犯部位和淋巴结转移分布部位，评价标准仍然按照 2003 年版颈部淋巴结分区国际指南。

阳性淋巴结的界定按照我国鼻咽癌临床分期工作委员会提出的标准，具体如下：①无论大小，存在中心坏死或者环形强化；②横断面图像上淋巴结最小横径≥10mm；③同一区域≥3 个淋巴结，其中一个最小横径≥8mm；④淋巴结包膜外侵犯；⑤外侧组咽后淋巴结最小横径≥5mm，任何可见的中央组咽后淋巴结。研究发现 543 例（87.8%）有淋巴结转移，分布见表 4-4，而且再次证实 20% 以上的Ⅱ区淋巴结上界超过 C_1 横突下缘水平（图 4-2）。

表 4-4　MRI 显示的 543 例鼻咽癌颈部淋巴结的分布情况

区组	同侧		双侧		总数	
	例数	百分比（%）	例数	百分比（%）	例数	百分比（%）
Ⅰ	20	3.7	1	0.2	21	3.9
Ⅱ	239	44.0	267	49.2	506	93.2
Ⅱa	195	35.9	131	24.1	326	60.0
Ⅱb	237	43.6	233	42.9	470	86.5
Ⅲ	173	31.9	64	11.8	237	43.7
Ⅳ	57	10.5	15	2.8	72	13.3
Ⅴ	168	30.9	32	5.9	200	36.8
Ⅵ	0	0	0	0	0	0
咽后	216	39.8	176	32.4	392	72.2
腮腺	7	1.3	0	0	7	1.3

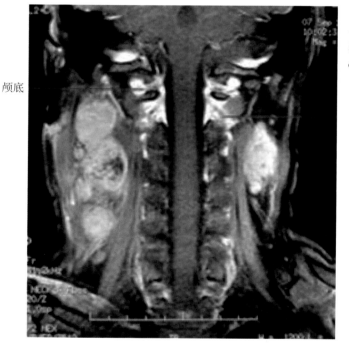

颅底

◀图 4-2　冠状位 MRI 显示右颈部Ⅱb区淋巴结上界到达颅底水平（红线），左颈部Ⅱ区淋巴结上界在 C_1 横突水平以下（红线）

　　总结淋巴结的转移规律如下：①鼻咽癌淋巴结转移率高，最常见部位是Ⅱb区、咽后、Ⅱa区；②咽后区淋巴结转移主要位于外侧组，中央组咽后淋巴结转移极其罕见（<0.5%）；③外侧组咽后淋巴结的位置从 C_1 到舌骨水平逐渐减少；④Ⅱa、Ⅱb区淋巴结转移与鼻咽原发肿瘤侵犯部位没有明显相关性，与临床分期没有明显相关性；⑤鼻咽癌淋巴结转移总体上按照从上到下，从近到远

逐渐发展的规律，很少跳跃性转移。

为了与解剖学上淋巴结的位置相对应，2013年更新的颈部淋巴结分区国际指南共识在2003版的基础上进行了修订，把咽后区域定义为Ⅶa区，纳入了茎突后间隙，定义为Ⅶb区；把腮腺内、腮腺周围的淋巴结定位于Ⅷ区；把面颊部的淋巴结定义为Ⅸ区；把耳后和枕后的浅表淋巴结分别定义为Ⅹa和Ⅹb区；原来的Ⅳ区定义为Ⅳa区，把胸锁关节上2cm至胸骨柄上缘之间、甲状腺外侧的区域纳入并定义为Ⅳb；保留了Ⅴa和Ⅴb，并格外增加了Ⅴc；Ⅵ区进一步细分为Ⅵa和Ⅵb。笔者再次分析了大样本（3100例）的初治鼻咽癌淋巴结转移规律，其中2679例（86.4%）有淋巴结转移。以环甲膜水平为界把颈部分为上、下颈，若上颈没有淋巴结转移，那么直接跳跃转移到下颈的只有6例（0.22%）。这为临床 N_0 期鼻咽癌实行选择性淋巴结照射提供了依据。更加详细地分析了咽后（Ⅶa）、茎突后间隙（Ⅶb）、Ⅲ、Ⅳ、Ⅴ、腮腺（Ⅷ区）的淋巴结转移规律，这是国际上最详细、最大样本量的鼻咽癌淋巴结转移规律（表4-5），对于淋巴结靶区的勾画具有重要的指导意义。

表4-5 **MRI 显示的 2679 例初治鼻咽癌颈部淋巴结的详细分布情况**

淋巴区组	患者数量（例）	百分比（%）
Ⅰa	0	0
Ⅰb	115	4.3
Ⅱa	1798	67.1
Ⅱb	2341	87.4
Ⅲ	1184	44.2
Ⅳa	350	13.1
Ⅳb	28	1.0
Ⅴa	576	21.5
Ⅴb	419	15.6
Ⅴc	49	1.8
Ⅵa	0	0
Ⅵb	0	0

（续　表）

淋巴区组	患者数量（例）	百分比（%）
Ⅶa	2012	75.1
Ⅶb	178	6.6
Ⅷ	53	2.0
Ⅸ	2	0.07
Ⅹa	2	0.07
Ⅹb	10	0.4

四、基于临床治疗经验的淋巴结转移规律

初治的鼻咽癌影像学上表现出来的淋巴结转移总体规律为从近到远、由上往下渐进性发展，但这只是从横断面观察的大体现象总结而来，其是否真实反映了淋巴结的转移规律，以及临床是否参照此规律来进行颈部淋巴结区域选择性照射，尚需要进一步临床数据的验证。对 N_0 期及 N_1 期鼻咽癌治疗的长期随访结果更能说明问题。国内外对于 N_0 期鼻咽癌颈部照射的范围存在争议，许多单位对 N_0 患者进行全颈部淋巴引流区（咽后、Ⅱ、Ⅲ、Ⅳ、Ⅴa、Ⅴb）预防照射，而复旦大学附属肿瘤医院多年来一直坚持 N_0 患者只对上颈部（咽后、Ⅱ、Ⅲ、Ⅴa）预防照射。我们回顾性分析了97例 CT 表现为 N_0 期的鼻咽癌患者，实行单纯放疗，采用超分割技术，上颈部预防照射的剂量是 50～56Gy，中位随访7.8年，只有5例患者颈部复发，其中4例位于Ⅱ区照射范围内，1例位于Ⅰa区，没有患者在照射野之外的Ⅳ区和Ⅴb区失败，说明 N_0 期患者仅上颈部预防照射是可行的。我们再次回顾性分析410例 N_0 期鼻咽癌患者单纯上颈部预防照射的结果，中位随访54个月，4例患者Ⅱ区照射范围内复发，仅仅1例患者在照射区域之外复发，照射野外复发的比例仅占0.2%，进一步说明鼻咽癌淋巴结转移遵循从上而下、由近到远逐渐发展的规律，N_0 的鼻咽癌仅仅选择性照射咽后、Ⅱ、Ⅲ、Ⅴa区是可行的。

其他肿瘤中心的临床研究结果也得出同样的结论。李茵等把178例 N_0 期的鼻咽癌患者随机分组，一组接受全颈预防性照射（全颈组），另一组只针对上颈

部预防性照射（上颈组）。结果全颈组 1 年、3 年、5 年的总生存率（OS）分别为 97.8%、80.0% 和 71.1%，上颈组 1 年、3 年、5 年的 OS 分别为 98.9%、90.9% 和 80.7%（$P = 0.224$）；上颈组 1 年、3 年、5 年的无病生存率（DFS）分别为 93.2%、80.7% 和 77.3%，全颈组 1 年、3 年、5 年的无病生存率分别为 85.6%、68.9% 和 64.4%（$P = 0.163$）；上颈组淋巴结复发率为 1.14%，全颈组淋巴结复发率为 1.09%（$P > 0.05$）。李金高等开展了一项前瞻性临床研究，把 301 例 N_0 期鼻咽癌随机分为两组，153 例接受上颈部预防性照射，148 例接受全颈部预防性照射，中位随访 39 个月之后，两个组都没有颈部失败的病例。上颈部照射组与全颈部照射组 3 年的 OS 分别为 89.5% 和 87.4%，3 年无复发生存率（RFS）分别为 89.8% 和 89.3%，3 年无远处转移生存率（DMFS）为 91.7% 和 90.9%，均没有统计学差异。基于上述研究结果可以得出：对临床 N_0 期的鼻咽癌患者，没有必要进行全颈预防性照射，可仅行选择性上颈照射。上述的临床治疗结果进一步说明了鼻咽癌淋巴结转移遵循由上到下的发展规律，跳跃性转移罕见。

对于 N_1 期鼻咽癌中单侧颈部转移的鼻咽癌，笔者推荐的常规做法是淋巴结（+）的一侧全颈部照射，而无淋巴结转移的一侧只照射咽后、Ⅱ、Ⅲ、Ⅴa。我们回顾性随访了 52 例患者，中位随访期为 29 个月，没有发现照射野之外淋巴结失败的病例。全组患者的 3 年 OS、LRFS、DMFS 分别为 92.2%、94.3%、94.1%，说明左右颈部淋巴引流无交叉。中山大学肿瘤防治中心开展了一项前瞻性 Ⅱ 期临床研究，分析淋巴结阴性的颈部是否可以不预防性照射Ⅳ区和Ⅴb区，总共 212 例患者入组，其中 128 例 N_0 期，84 例 N_1 期。N_0 期患者双侧Ⅳ区和Ⅴb区都不预防，N_1 期患者淋巴结阴性的一侧颈部Ⅳ区和Ⅴb区不预防，中位随访期为 59 个月，也没有发现Ⅳ区和Ⅴb区失败的病例。

五、鼻咽癌颈部淋巴引流区的勾画原则

根据初治鼻咽癌颈部淋巴结转移的分布规律以及既往治疗的临床经验，笔者推荐初治鼻咽癌颈部 CTV 勾画的原则见表 4-6。总体而言，颈部淋巴结的 CTV 设置遵循个体化原则，不仅要考虑转移淋巴结所在的区组，而且需要考虑淋巴结的侧数（单侧颈部还是双侧颈部），此外还要考虑鼻咽原发肿瘤侵犯的位

表 4-6　初治鼻咽癌颈部 CTV 勾画的原则

淋巴结状态	CTV1	CTV2
N_0 或单纯咽后 LN（+）的 N_1 期	双侧Ⅱ区、Ⅶ区	双侧Ⅲ区、Va 区
咽后 LN（+）之外的 N_1 期	双侧Ⅱ区、Ⅶ区；LN（+）侧的Ⅲ区和Va 区	LN（-）侧的Ⅲ区、Va 区；LN（+）侧的Ⅳa 区、Vb 区
N_2 期	双侧Ⅱ区、Ⅶ区、Ⅲ区和Va 区	双侧Ⅳa 区和Vb、Vc 区
单侧颈部 LN（+）且 N_3 期	双侧Ⅱ区、Ⅶ区；LN（+）侧的Ⅲ区和Va 区	LN（-）侧的Ⅲ区、Va 区；LN（+）侧的Ⅳ区和Vb、Vc 区
双颈部 LN（+），且至少一侧 N_3	双侧Ⅱ区、Ⅶ区、Ⅲ区和Va 区	双侧Ⅳ区和Vb、Vc 区

置（侵犯部位不一样，淋巴引流的方向会存在差异）。对淋巴结位于Ⅳ区或Vb区的 N_3 期病例，考虑到该部分患者总体预后偏差，治疗失败以远处转移为主，下颈部作为 CTV1 的相对高量照射对其生存获益可能相对较小，却徒增放疗后期的皮肤反应（Ⅳ区和Vb区易发生湿性脱皮）。笔者推荐把Ⅳ区或Vb区之内的阳性淋巴结给予根治剂量照射，但Ⅳ区和Vb区设置为 CTV2；对于Ⅰb区、Ⅳb区、Vc区、Ⅵ区、Ⅷ区、Ⅸ区、Ⅹ区等淋巴结转移相对少见的区域，采取选择性照射，根据具体的病例情况个体化设置为 CTV，详见本书第 9 章"鼻咽癌淋巴引流区的勾画细节"。

对于Ⅰb区，笔者建议选择性照射，照射的指征如下：①Ⅰb区已经存在淋巴结转移或者Ⅰb区转移淋巴结切除术后；②颌下腺被原发肿瘤侵犯或者Ⅱa区淋巴结突破包膜直接侵犯颌下腺；③鼻咽原发肿瘤侵犯以Ⅰb区为首站淋巴引流区的解剖结构（例如鼻腔前 1/2、口腔），或者鼻咽原发肿瘤明显侵犯口咽侧壁、舌根；④Ⅱa区淋巴结横径≥3.0cm；⑤同侧Ⅱa和Ⅱb同时存在转移淋巴结，数目≥3 个且Ⅱa淋巴结≥2.0cm，或者Ⅱa和Ⅱb区转移淋巴结广泛转移、融合。对于Ⅵ区、Ⅷ区、Ⅸ区和Ⅹ区等非常见的转移区域，除非该区已经发生淋巴结转移，否则一律不纳入 CTV 范围。目前有争议的问题是一旦Ⅷ区（腮腺）发生淋巴结转移，除了照射转移淋巴结，是否还需要把整个Ⅷ区（腮腺）作为整体 CTV 进行预防性照射。笔者认为，一旦发生腮腺淋巴结转移，无论单个还是多个，说明该区域的淋巴侧支循环已经建立，该区域内的整体淋巴引流网内都可能存在癌细胞。在 IMRT 时代，我们在临床工作中确实也发现只照射腮腺内转移淋巴结而导致腮腺区域再次发生淋巴结转移的病例；也有一部分是由于颈部淋巴结失败进行淋巴结清扫术后，同侧腮腺区域再次失败的病例，所以笔者推荐对于根治性放疗的患者，一旦Ⅷ区（腮腺）发生淋巴结转移，除了照射转移淋巴结，有必要把整个Ⅷ区（腮腺）作为整体 CTV 进行预防性照射。

该靶区勾画指南的建立大大提高了不同医生之间靶区勾画范围的一致性，避免了不同医生由于照射范围勾画不一致而导致的治疗效果差异，保证了疗效的相对一致性。笔者回顾了 119 例参照上述淋巴结 CTV 勾画原则进行 IMRT 治疗的鼻咽癌患者，中位随访 36 个月，仅有 1 例在Ⅳ区失败。此外笔者还研究了Ⅰb 区按照上述选择性照射的原则治疗后的失败情况，回顾性随访了同一位医生治疗的 120 例鼻咽癌，5 年区域控制率 96.5%，没有在Ⅰb 区失败的病例。2015 年笔者发表了大样本量（869 例）的鼻咽癌 IMRT 治疗的结果，5 年 RFS 为 89.7%，DMFS 为 85.6%，DFS 为 76.3%，OS 为 84.0%；59% 的患者没有口干症状，仅仅 4.0% 的患者有 3～4 级口干。而 1837 例鼻咽癌常规放疗的疗效显示 5 年 OS 为 67.4%，5 年局控率为 86.5%，80% 以上的患者主诉口干，影响日常生活工作。也就是说，与常规放疗比较，IMRT 技术治疗鼻咽癌，肿瘤局部区域控制率提高，而后期不良反应却明显降低，大大提高了患者的生活质量。

综上所述，无论影像学资料还是临床治疗结果都证实鼻咽癌的淋巴结转移总体上遵循由上到下、由近到远逐渐发展的规律，在 IMRT 治疗时代，对鼻咽癌进行选择性淋巴结照射是安全可行的。

（王孝深）

参 考 文 献

[1] Som PM, Curtin HD, Mancuso AA. An imaging–based classification for the cervical nodes designed as an adjunct to recent clinically based nodal classifications[J]. Arch Otolaryngol Head Neck Surg, 1999, 125(4):388–396.

[2] Nowak PJ, Wijers OB, Lagerwaard FJ, Levendag P. A three–dimensional CT–based target definition for elective irradiation of the neck[J]. Int J Radiat Oncol Biol Phys, 1999, 45(1):33–39.

[3] Wijers OB, Levendag PC, Tan T, et al. A simplified CT–based definition of the lymph node levels in the node negative neck[J]. Radiother Oncol, 1999, 52(1):35–42.

[4] Gregoire V, Coche E, Cosnard G, et al. Selection and delineation of lymph node target volumes in head and neck conformal radiotherapy. Proposal for standardizing terminology and procedure based on the surgical experience[J]. Radiother Oncol, 2000, 56(2):135–150.

[5] Grégoire V, Levendag P, Ang KK，et al. CT-based delineation of lymph node levels and related CTVs in the node-negative neck: DAHANCA, EORTC, GORTEC, NCIC, RTOG consensus guidelines[J]. Radiother Oncol, 2003, 69(3):227-236.

[6] Grégoire V, Ang K, Budach W, et al. Delineation of the neck node levels for head and neck tumors:A 2013 update. DAHANCA, EORTC, HKNPCSG, NCIC CTG, NCRI, RTOG, TROG consensus guidelines[J]. Radiother Oncol, 2014, 110(1):172-181.

[7] 王孝深，胡超苏，吴永如，等 . 218 例鼻咽癌颈淋巴结转移规律的影像学分析 [J]. 癌症，2004, 23(9):1056-1059.

[8] 王孝深，胡超苏，吴永如，等 . 鼻咽癌颈淋巴结转移 1999 年影像学分区方法的局限性 [J]. 中华放射肿瘤学杂志，2005, 14(4):265-268.

[9] 王孝深，胡超苏，阎超，等 . 鼻咽癌颈淋巴结 Som 分区和 RTOG 分区的比较 [J]. 中华肿瘤防治杂志，2007, 14(1):51-53.

[10] 王孝深，胡超苏，应红梅，等 . 建立鼻咽癌调强放射治疗靶区勾画指南的必要性 [J]. 肿瘤预防与治疗，2008, 21(1):44-48.

[11] 王孝深，胡超苏，应红梅 . 基于 MRI 的 3100 例鼻咽癌淋巴结转移规律分析 [J]. 中华放射肿瘤学杂志，2014, 23(4):331-335.

[12] Wang X, Li L, Hu C, et al.Patterns of level Ⅱ node metastasis in nasopharyngeal carcinoma[J]. Radiother Oncol, 2008, 89(1):28-32.

[13] Wang XS, Hu CS, Ying HM, et al.Pattern of retropharyngeal node metastasis in nasopharyngeal carcinoma [J]. Int J Radiat Oncol Biol Phys, 2009, 73(1):194-201.

[14] Gao YS, Zhu GP, Lu JD, et al.IS ELECTIVE IRRADIATION TO THE LOWER NECK NECESSARY FOR N0 NASOPHARYNGEAL CARCINOMA?[J]. Int J Radiat Oncol Biol Phys, 2010, 77(5):1397-1402.

[15] Wang X, Hu C, Eisbruch A. Organ-sparing radiation therapy for head and neck cancer[J]. Nat Rev Clin Oncol, 2011, 8(11):639-648.

[16] He X, Pan Z, Guo X, et al.The pattern of relapse and survival of elective irradiation of the upper neck for stage N0 nasopharyngeal carcinoma[J]. Radiat Oncol, 2012, 7:35. doi: 10.1186/1748-717X-7-35.

[17] He XY, Liu TF, He SQ, et al.Late course accelerated hyperfractionated radiotherapy of nasopharyngeal carcinoma (LCAF) [J]. Radiother Oncol, 2007, 85(1):29-35.

[18] Ou X, Shen C, Kong L, et al. Treatment outcome of nasopharyngeal carcinoma with retropharyngeal lymph nodes metastasis only and the feasibility of elective neck irradiation[J]. Oral Oncol, 2012, 48(10):1045-1050.

[19] Wang X, Hu C, Ying H, et al. Patterns of lymph node metastasis from nasopharyngeal carcinoma based on the 2013 updated consensus guidelines for neck node levels[J]. Radiother Oncol, 2015, 115(1):41-45.

[20] 李茵，曹卡加，陈秋燕，等 . 颈淋巴结阴性鼻咽癌颈部的放射治疗 [J]. 癌症，2005, 24(5):627-630.

[21] Li JG, Yuan X, Zhang LL, et al. A randomized clinical trial comparing prophylactic upper versus whole-neck irradiation in the treatment of patients with node-negative nasopharyngeal carcinoma[J]. Cancer, 2013, 119(17):3170-3176.

[22] Wang XS, Hu CS, Ying HM, et al. Study of the medial group retropharyngeal node metastasis from nasopharyngeal carcinoma based on 3100 newly diagnosed cases[J]. Oral Oncol, 2014, 50(11):1109-1113.

[23] Chen JZ, Le QT, Han F, et al. Results of a phase 2 study examining the effects of omitting elective neck irradiation to nodal levels IV and Vb in patients with N(0-1) nasopharyngeal carcinoma[J]. Int J Radiat Oncol Biol Phys, 2013, 85(4):929-934.

[24] Ou X, Zhou X, Shi Q, et al. Treatment outcomes and late toxicities of 869 patients with nasopharyngeal carcinoma treated with definitive intensity modulated radiation therapy: new insight into the value of total dose of cisplatin and radiation boost[J]. Oncotarget, 2015, 6(35):38381-3897.

第5章 鼻咽癌调强放射治疗规范

不以规矩，不能成方圆。鼻咽癌的调强放射治疗（IMRT）是一个非常复杂和系统的工程，需要制订标准的操作流程（standard operation procedure，SOP），临床工作中应严格执行，以确保放射治疗的疗效与安全。

一、治疗前准备

治疗前准备包括完整的病史收集和体格检查（患者主诉，鼻咽肿瘤的位置、大小、侵及范围，脑神经损害的表现和颈部淋巴结位置、数目、大小、活动度）、诊断和分期相关的影像学检查（鼻咽增强 MRI、颈部增强 MRI 或 CT、胸腹 CT、骨扫描，必要时联合 PET-CT）、营养评估、并发症评估、口腔状况评估和处理（有问题的牙齿建议在放疗前拔除或修补）。

二、治疗决策

鼻咽癌患者在开始抗肿瘤治疗之前，需要经过多学科团队（MDT）讨论（重点讨论 TNM 分期），根据治疗原则，结合患者的年龄、一般情况、并发症、治疗意愿以及所在医院治疗条件和水平，制订具体的治疗方案。在对患者开始治疗前，需经过系统全面的影像学检查来确定 TMN 分期，基线检查对患者治疗方案的确定、治疗效果的评估、预后预测等都有重要意义。

当 MDT 决定患者先接受诱导化疗时，必须留好肿瘤的基线影像学资料。放射治疗需要在诱导化疗后 3～4 周内开始。

三、模拟定位

1. 体位选择

通常采用仰卧、头中立位，双侧上肢放松，置于身体两侧。利用外置三维激光进行初步摆位，要求人体正中矢状线与激光 Y 轴平行，患者头部及身体不产生偏侧、旋转等。

2. 体位固定

选择合适曲度的头枕，有条件的单位可制作个体化头枕（真空固定垫或者发泡胶），增加体位重复性，采用头颈肩一体化热塑面膜固定（图 5-1）。在面罩固定以及 CT 定位扫描前请患者取下可摘义齿及其他配饰，枕部位置的头发一定要剪短、打薄。

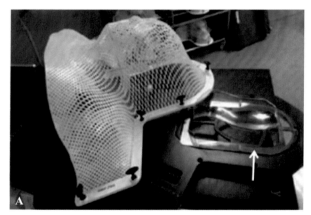
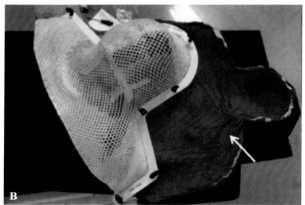
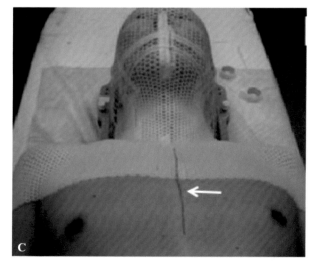

▲ 图 5-1　鼻咽癌患者放疗体位固定图
A. 采用的是固定曲度的塑料枕（箭）；B. 采用的是个体化头枕（发泡胶，箭）；C. 是指纵向激光标志线有必要延长，贯穿头颈肩面罩并延长到患者前胸（箭），以减少身体左右方向的扭动，保证每次照射的体位重复性

3. 扫描范围

根据肿瘤的范围，确定定位 CT 扫描范围，上界为颅底线上至少 3cm，下界为锁骨头下缘下 2～3cm，建议从头顶扫描至锁骨头下缘下 3cm。有纵隔淋巴结转移者，扫描范围根据淋巴结位置个体化决定。扫描视野（FOV）需要足够大，范围两侧需包括双侧锁骨上下区和腋窝。扫描前利用三维激光灯确定等中心参考点的位置，在面罩表面画线标记，要求纵向激光线充分延长，贯穿头颈肩面罩并延长到患者前胸（图 5-1C），在面罩表面三维激光线的十字交叉点贴上直径 1mm 的铅粒。

4. 对比增强

静脉注射对比增强剂，有利于帮助区分血管、淋巴结和肿瘤范围。扫描层厚一般建议 3mm。建议有条件的单位采用和定位 CT 相同的固定装置进行 MRI 扫描（图 5-2）。

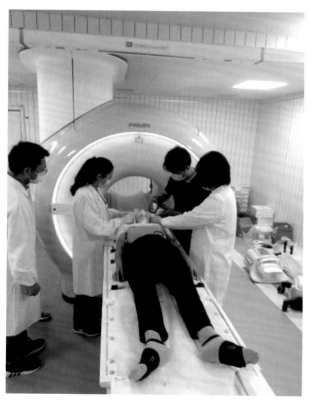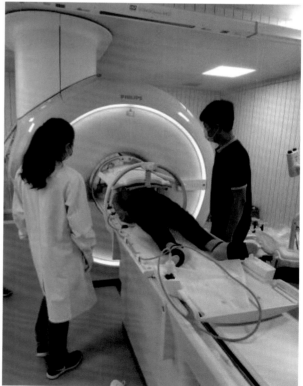

▲ 图 5-2　鼻咽癌患者采用头颈肩面罩固定进行 MRI 模拟定位扫描的现场图片

四、图像传输

将扫描后的图像经电脑自动重建处理后传输至 CT-Sim 治疗计划工作站，如同时有鼻咽 MRI 定位图像，建议进行 CT-MRI 图像融合。

五、靶区定义

关于靶区名称及命名的原则，根据国际辐射单位和计量委员会（ICRU）83 号报告推荐，鼻咽癌的放射治疗的靶区应定义可见肿瘤靶区（gross tumor volume，GTV）、临床靶区（clinical target volume，CTV）、计划靶区（planning target volume，PTV）、危及器官（organ at risk，OAR）和计划危及区（planning organ at risk volume，PRV）。

1. GTV

指临床体检或影像学检查可见的肿瘤范围。GTV 包括原发灶（GTVnx）和转移的淋巴结（GTVnd），也可为远处转移病灶（GTVm）。可以根据工作需要对上述靶区增加后缀以便于进一步明确性质和位置，如咽后淋巴结可以命名为 GTVrpn，切除的有包膜外受侵的淋巴结区域可以命名为 GTVndtb 等。颈部有多个肿大淋巴结，大小不一、需要给予不同的处方剂量时，可以按照剂量等级分别命名（表 5-1）。鼻咽癌原发灶范围的确定以 MRI 为基准，参考 CT，鼻咽内镜检查和（或）PET-CT 确定。

2. CTV

CTV 是指肿瘤可能侵犯的范围，即亚临床病灶。对鼻咽癌而言，包括鼻咽原发肿瘤的 CTV 和阳性淋巴结的 CTV 以及淋巴引流区。根据危险度可以分为 CTV1 和 CTV2 等（表 5-1），不同期别鼻咽癌 CTV 的推荐范围详见第 8 章和第 10 章，颈部淋巴结分区范围见第 4 章、第 9 章和第 10 章。

3. PTV

包括摆位误差及治疗间 / 治疗中靶区的移动范围。PTV 是一个几何概念，是为了确保 CTV 内的每一点都能真正得到处方剂量的照射。在设定 PTV-CTV 边界的时候需要考虑 CTV 的位置、形状、大小等内部因素，以及患者摆位、布

表 5-1　鼻咽癌靶区名称和定义

靶区名称	定　义
GTVnx/p	影像学（包括鼻咽镜和临床检查）所示的鼻咽原发肿瘤
GTVrpn	咽后淋巴结（通常短径>5mm 定义为阳性），临床上很多情况是咽后淋巴结与鼻咽原发病灶融合，难以分开，可以把咽后淋巴结归入 GTVnx/p
GTVnd	颈部转移淋巴结（诊断标准：短径>1cm；中心坏死周边环形强化的淋巴结；高危区短径>8mm 的 3 个以上且融合成团的淋巴结或者细胞学证实为阳性的淋巴结）
CTV1	鼻咽原发灶周围以及高危淋巴引流区
CTV2	低危淋巴引流区

野、技术等外部因素。最终的剂量报告应该以原始的 PTV 为准。CTV 至 PTV 的外放距离（摆位误差）通常和各家单位所使用的加速器、体位固定装置、治疗操作规程相关，应该实测每个单位的摆位误差，如无条件实测，鼻咽癌调强放射治疗的摆位误差建议采用 3～5mm。

（王孝深　胡超苏）

第6章 头颈部危及器官（OAR）的处方剂量限值

尽管本书的重点内容是鼻咽癌精确放疗的靶区勾画，但因为部分 $T_{3\sim4}$ 期肿瘤毗邻或者侵犯 I 类危及器官（OAR）（脑干、视神经 / 视交叉、颞叶、颈段脊髓），有的医生会因为担心 I 类 OAR 的损伤而人为缩小肿瘤靶区的勾画范围。因此，有必要讨论 I 类 OAR 的剂量限值，目前国际上推荐的标准见表 6–1。必须指出这个剂量限值是基于常规二维放疗时代的回顾性数据衍推出来的，多年的临床实践证实这个标准是安全的；但对于颅底或颅内侵犯严重的 $T_{3\sim4}$ 期鼻咽癌，无法同时满足肿瘤靶区的剂量覆盖和 I 类 OAR 的剂量限制。超出表 6–1 推荐的剂量限值一定产生后期损伤吗？多年的临床实践经验显示某些 I 类 OAR 实际耐受剂量超过表中推荐，但能超过多少目前缺乏前瞻性研究的数据来证实。此外，还需要强调，表中推荐的限值是常规技术放疗每次 2Gy 均匀照射的数据，但 IMRT 时代，表中列举的 OAR 受到的照射剂量是不均匀的，往往是很小的体积甚至是点才接受 2Gy，绝大部分 OAR 体积接受的单次剂量低于 2Gy，因此推

表 6–1 目前推荐的神经类危及器官（OAR）名称及剂量限值

名　称	目标剂量	最大可接受剂量
脑干（I 类优先）	$D_{max} < 54Gy$	$D_{1\%} < 60Gy$
脊髓（I 类优先）	$D_{max} < 45Gy$	$D_{1\%} < 50Gy$
视神经（I 类优先）	$D_{max} < 54Gy$	$D_{1\%} < 60Gy$
视交叉（I 类优先）	$D_{max} < 54Gy$	$D_{1\%} < 60Gy$
颞叶（I 类优先）	$D_{max} < 60Gy$	$D_{1\%} < 65Gy$
臂丛神经（I 类优先）	$D_{0.03ml} < 66Gy$	$D_{max} < 70Gy$

测，总体的剂量 – 体积效应与常规放疗或许会有差别。举例而言，脑干常规放疗技术下的剂量限值 54Gy/27 次与 IMRT 技术下的 54Gy/33 次是有差别的，编者推荐根据 α/β 值进一步计算等效生物剂量（BED），而不是单纯的物理剂量。

一、颞叶的处方剂量限值

对于 $T_{1\sim2}$ 期鼻咽癌，表格中推荐的剂量限制标准能够实现，临床实践中要严格执行；但对于颅底骨质广泛侵犯或者颅内侵犯的 $T_{3\sim4}$ 期鼻咽癌，考虑到 PTV-nx 的处方剂量是 70Gy，因此无法同时兼顾肿瘤靶区的剂量覆盖和颞叶的保护。要满足颞叶的剂量限值势必导致靶区的欠量，为肿瘤复发埋下隐患。如果超出表中推荐的颞叶剂量限制，会有多少比例发生颞叶坏死呢？以传统放疗技术为例，$T_{3\sim4}$ 期鼻咽癌照射野的常规设置是面颈联合野照射 36Gy、小面颈野照射 24Gy、耳前野照射 10Gy、颅底野照射 6Gy（图 6-1），参考点的总剂量是 76Gy，双侧颞叶底部的照射剂量均超过 66Gy，但并没有 100% 发生颞叶坏死，文献报告这种传统照射技术背景下 5 年累积的颞叶坏死发生率为 34.9%；而且需要指出，这是双侧颞叶大容积接受每次 2Gy 的均匀照射时才发生的坏死概率。IMRT 时代，只有毗邻肿瘤的小体积颞叶才受到单次

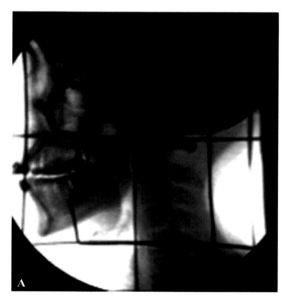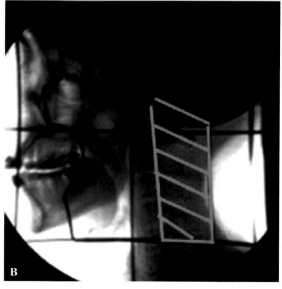

▲ 图 6-1　常规二维放疗的照射野设计示意图
A. 面颈联合野，照射 36Gy；B. 小面颈野（照射 24Gy）＋后颈电子线野

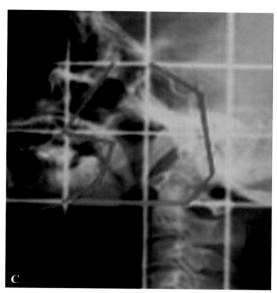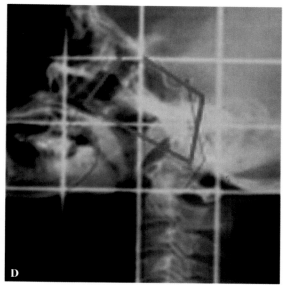

▲ 图 6-1（续） 常规二维放疗的照射野设计示意图
C. 耳前野，照射 10Gy；D. 颅底野，照射 6Gy

2Gy 照射，而远离肿瘤的颞叶组织受到的照射剂量很低，同样照射 70Gy，但传统放疗技术和 IMRT 技术下颞叶受高剂量照射的体积是完全不一样的，即使发生颞叶坏死，但坏死发生率以及坏死病灶的范围是有差别的，对患者神经认知功能的影响程度也不一样。香港的一项研究回顾性分析了 444 例鼻咽癌，左侧颞叶 D_{max} 中位剂量为 66.7Gy（52.7～71.0Gy），右侧颞叶 D_{max} 中位剂量为 66.9Gy（52.1～69.9Gy）。中位随访 4.3 年（0.28～7.72 年）后，只有 2 例（0.5%）发生较轻微的 2 级颞叶坏死。过去曾经有学者认为颞叶一旦坏死则进行性发展，无法逆转；但编者的研究发现，IMRT 时代，79% 的颞叶坏死直径小于 2cm，而且不影响患者的神经认知功能，长期随访发现 62% 的颞叶坏死病灶维持稳定（图 6-2），5% 具有自愈性；对于进展性的颞叶坏死，采用神经生长因子（恩经复）肌内注射（维持 2 个月）联合间断性脱水处理可以有效修复颞叶坏死（图 6-3 和图 6-4）。鉴于晚期鼻咽癌局部控制对于长期生存有密切影响，而且颞叶坏死可以通过临床干预来修复，编者推荐以肿瘤控制为首要目标，对于颅底骨质广泛侵犯或者颅内侵犯的 $T_{3～4}$ 期鼻咽癌编者推荐的颞叶剂量限值为 $D_{max} \leqslant 75Gy$，$\geqslant 65Gy$ 的体积尽可能低，但前提是充分告知患者和家属相关的治疗获益和后果风险，患者和家属理解并签署知情同意书。

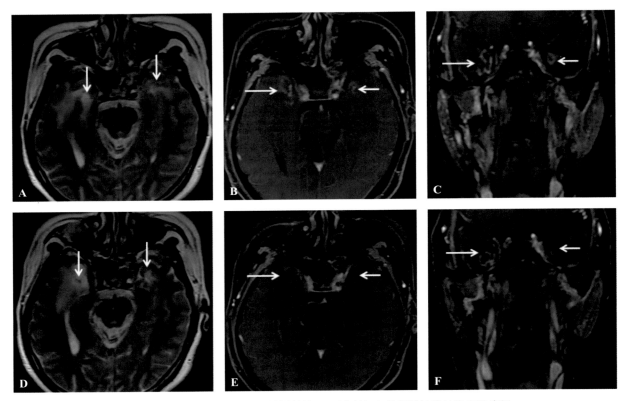

▲ 图 6-2　MRI 显示双侧颞叶放射性坏死（白箭）但长期随访维持稳定的病例

初诊时临床分期为 T_4N_1 的 47 岁女性鼻咽癌患者，IMRT 技术治疗后常规随访，61 个月时 MRI 随访发现双侧颞叶内侧坏死病灶（图内白箭），但患者的神经认知功能正常 [简易精神状态量表（MMSE）得分 28]，未采取任何干预措施。此后定期随访，颞叶坏死病灶保持稳定，神经认知功能也维持在正常水平。D 至 F 与 A 至 C MRI 的拍摄时间已间隔 28 个月，但坏死病灶并无进展，甚至有缩小的迹象

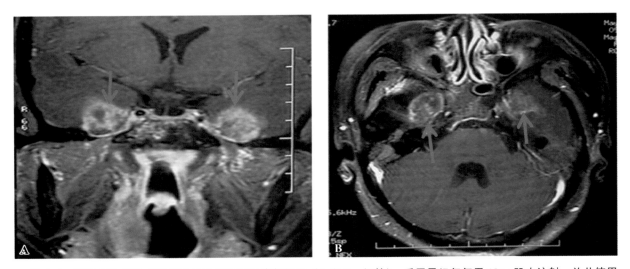

▲ 图 6-3　鼻咽癌传统技术放疗后导致双侧颞叶底部坏死（**A 和 B**，红箭），采用恩经复每天 **18μg** 肌内注射，总共使用 **60 天**，间断性联合糖皮质激素脱水，随访发现双侧颞叶坏死病灶完全修复（**C 和 D**，原来的坏死病灶已消失）

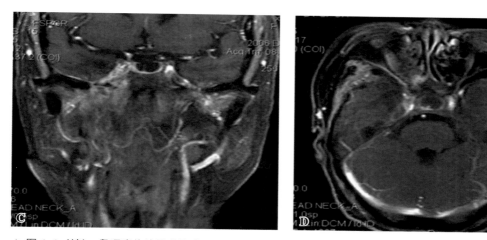

▲ 图 6-3（续） 鼻咽癌传统技术放疗后导致双侧颞叶底部坏死（A 和 B，红箭），采用恩经复每天 18μg 肌内注射，总共使用 60 天，间断性联合糖皮质激素脱水，随访发现双侧颞叶坏死病灶完全修复（C 和 D，原来的坏死病灶已消失）

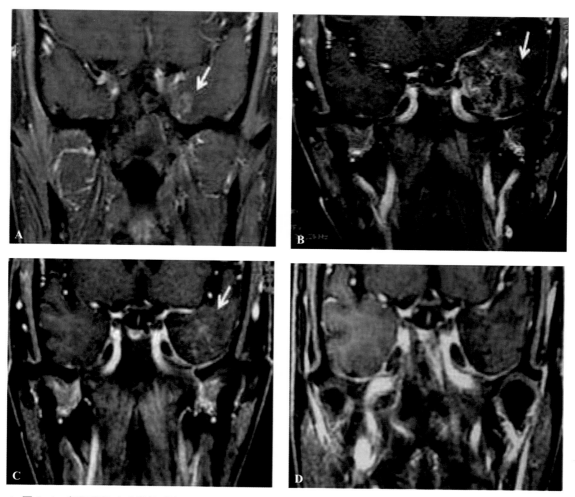

▲ 图 6-4 鼻咽癌放疗后常规随访发现左侧颞叶异常强化病灶（A，白箭），考虑颞叶坏死，鉴于患者无不适症状，神经认知功能不受影响，未给予任何干预，继续随访。8 个月后坏死病灶明显进展（B，白箭），神经认知功能严重受损。采用恩经复每天 18μg 肌内注射，总共使用 60 天，间断性联合糖皮质激素脱水，神经认知功能恢复正常，2 个月后随访 MRI 显示左侧颞叶坏死病灶明显缩小（C，白箭）。3 个月后继续随访，发现左侧颞叶坏死灶完全修复（D）

二、脑干的处方剂量限值

对于 $T_{1\sim2}$ 期鼻咽癌，表格中推荐的剂量限制标准能够实现，临床实践中要严格执行；但对于肿瘤突破斜坡后缘或者桥小脑角侵犯的 T_4 期鼻咽癌，考虑到 PTV-nx 的处方剂量是 70Gy，因此无法同时兼顾肿瘤靶区的剂量覆盖和脑干的保护（图 6-5）。要满足脑干的剂量限值势必导致靶区的欠量，为肿瘤复发埋下隐患（图 6-6 和图 6-7），因此有必要适当放宽脑干的剂量限制。国际上有一部分研究者进行了积极尝试，尽管脑干坏死的总体发生率很低，但回顾性的研究显示发生脑干坏死的绝大多数病例脑干局部受照射剂量＞63Gy。编者在临床实践中对于棘手的病例采用的脑干剂量限制标准如下：$D_{max}\leqslant63Gy$，$V_{60\sim63Gy}\leqslant$ 脑干总体积的 2%，$V_{54\sim63Gy}\leqslant$ 脑干总体积的 5%；但前提是充分告知患者和家属相关的治疗获益和后果风险，患者和家属理解、接受并签署知情同意书。按照这个标准，至今尚未发现脑干坏死的病例，但最近随访发现 1 例脑干 D_{max} 为 63.8Gy 导致脑干坏死的晚期鼻咽癌病例，幸运的是采用神经生长因子联合间断性糖皮质激素脱水，脑干坏死灶完全修复（第 10 章病例 8）。

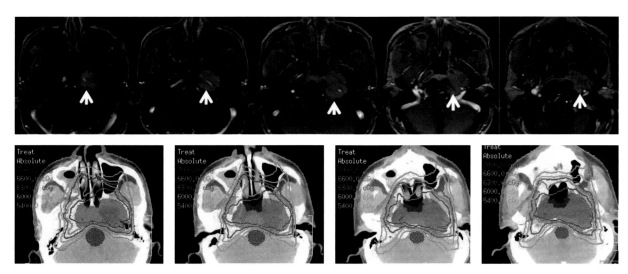

▲ 图 6-5　T_4N_1 期鼻咽癌，左侧岩骨尖、破裂孔、海绵窦、颞叶、舌下神经管及斜坡左后方脑膜受侵（白箭头），设计 IMRT 计划时严格强调脑干的剂量限制（D_{max} 为 54Gy），导致 GTV（红色）左后部分照射剂量不足，6600cGy 的等剂量线（绿色）无法完整覆盖 GTV，6000cGy 的等剂量线（蓝色）才完整覆盖 GTV

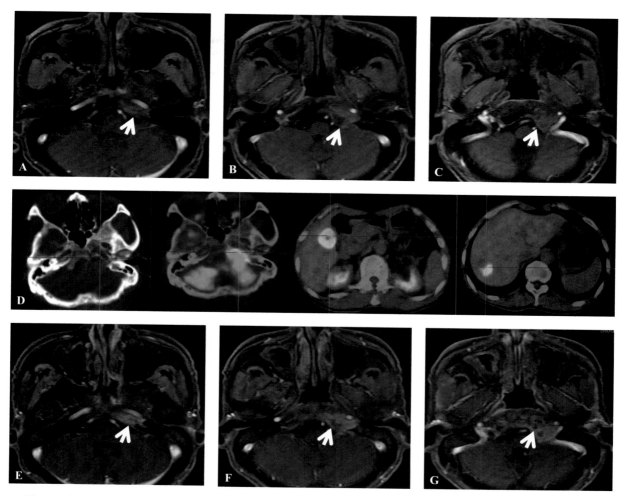

▲ 图 6-6 图 6-5 中病例同步放化疗后 6 个月，患者主诉头痛、伸舌左偏，MRI 显示边缘失败（A 至 C，白箭头），失败位置恰好是首次放疗 GTV 剂量不足的地方；PET-CT 提示左侧桥小脑角区肿瘤占据，同时伴有肝脏两处转移病灶（D，十字定位线）；尽管患者接受了挽救化疗、抗表皮生长因子受体（EGFR）以及抗血管内皮生长因子（VEGF）靶向治疗，但效果不佳，肿瘤持续进展（E 至 G，白箭头），放疗后 17 个月死亡

三、视交叉 / 视神经的处方剂量限值

尽管同为脑神经，而且神经组织的基本结构也一致，但指南推荐里对于视神经 / 视交叉与臂丛神经的剂量限值是不一样的，臂丛神经的剂量限值明显高于视神经 / 视交叉。视神经是否真的如此脆弱呢？首先回顾 $T_{3\sim4}$ 期鼻咽癌常规二维放疗的照射野设置，面颈联合野照射 36Gy、耳前野照射 34Gy、颅底野照射 6Gy（图 6-1），照射野的上界是前床突上 1cm，如果采用三维放疗技术模拟常规放疗的照射野设置和照射剂量，可以发现视神经后半部以及视交叉都包含在照射野之内，而且视神经 / 视交叉的受照剂量都在 63Gy 以上，甚至超过

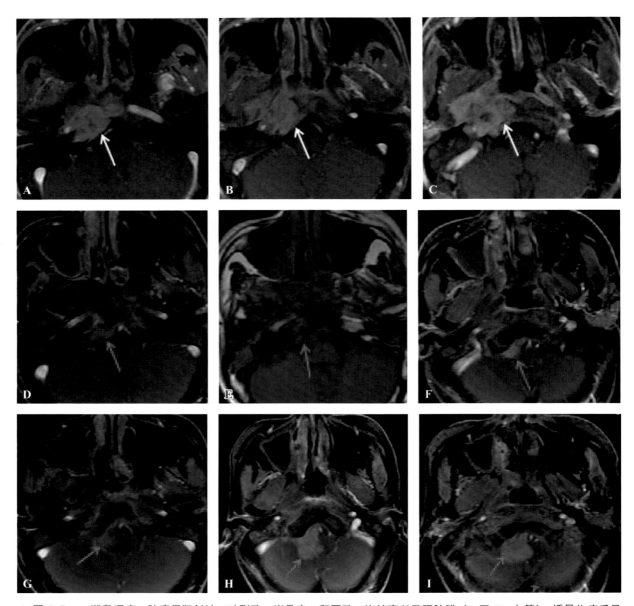

▲ 图 6-7　T_4 期鼻咽癌，肿瘤侵犯斜坡、破裂孔、岩骨尖、卵圆孔、海绵窦以及硬脑膜（A 至 C，白箭），诱导化疗后尽管采用 IMRT+ 顺铂 + 尼妥珠单抗治疗，但由于担心脑干损伤，设计 IMRT 计划时严格控制脑干 D_{max} 为 54Gy，导致 GTV 欠量。18 个月后患者主诉头痛，MRI 显示脑干右前方肿瘤复发（D 至 F，红箭），给予挽救化疗联合抗 VEGF 靶向治疗，但肿瘤持续发展（G 至 I，红箭），32 个月时死于脑疝

66Gy，但放疗后长期生存者发生失明的比例很低。香港的一项研究回顾性研究分析了 444 例鼻咽癌，视交叉 D_{max} 中位剂量为 49.9Gy（5.4～61.8Gy），左侧视神经 D_{max} 中位剂量为 48.8Gy（5.4～73.0Gy），右侧视神经 D_{max} 中位剂量为 48.6Gy（4.4～73.0Gy）。尽管有的患者（具体比例文中未提）超过了表 6-1 中推荐的剂量限值，但中位随访 4.3 年（0.28～7.72 年）后，并未发现视神经损伤的病例。作者指出，如果 $T_{3\sim4}$ 期鼻咽癌过于强调 OAR 的剂量限值，导致 ≥3.4ml

的 GTV 接受照射剂量≤66.5Gy，那么 5 年的局控率由 90.4% 降低到 54.3%（P <0.001），5 年的 DFS 由 70.6% 降低到 26.5%（$P<0.001$），5 年的 OS 由 76.8% 降低到 53.2%（$P<0.001$），进一步说明了鼻咽癌局部控制的重要性。作者还指出 $T_{3\sim4}$ 期病例中 66.5Gy 剂量线完整覆盖 GTV 的局控率与 $T_{1\sim2}$ 期保持一致。复旦大学附属肿瘤医院自 2005 年底开展鼻咽癌 IMRT 技术放疗，至今已经超过 1.2 万例初治鼻咽癌患者在我院接受 IMRT 治疗，据不完全随访资料显示，只有 6 例发生失明，剂量学显示视路的 D_{max} 均＞66Gy。编者自 2011 年开始的临床实践中遵循以下标准：对于 $T_{1\sim2}$ 期鼻咽癌严格执行表 6-1 的剂量限值。对于 $T_{3\sim4}$ 期鼻咽癌，如果原发肿瘤已经侵犯视神经 / 视交叉，那么限制 D_{max} 为 66Gy；如果原发肿瘤只是靠近神经 / 视交叉，那么限制 D_{max} 为 63Gy，但前提是充分告知患者和家属相关的治疗获益和后果风险，患者和家属理解、接受并签署知情同意书。按照这个标准，至今尚未发现失明病例。

四、颈段脊髓的处方剂量限值

由于颈段脊髓超量可能导致截瘫，严重影响患者的生活质量，因此，不论鼻咽癌 T 分期早晚，临床实践中均要严格执行表 6-1 中的推荐剂量限值。

五、头颈部其他危及器官的处方剂量限值推荐

头颈部其他危及器官（OAR）的处方剂量限值推荐详见表 6-2，临床实践中要根据具体病例的病变范围来灵活掌握这些结构的剂量限制，不能以牺牲肿瘤靶区的剂量覆盖为代价来强求满足这些结构的剂量限制。编者在临床实践中对口腔、声门上喉和喉室、气管的目标剂量限制更严格，对上述结构的剂量要求是 $D_{mean}<30Gy$，$T_{1\sim2}$ 期鼻咽癌要求垂体的剂量限制是 $D_{max}<56Gy$，$T_{3\sim4}$ 期鼻咽癌要求垂体的 D_{max} 尽量低。此外，编者还勾画口唇、舌下腺，剂量限制要求均为 $D_{mean}<20Gy$。编者的 OAR 勾画和剂量限制相当于在患者的颈前区形成了限量环，以保证淋巴回流，减少患者颜面部和颏下区水肿的发生率。

表 6-2　头顶部其他危及器官（OAR）名称及剂量限制

优先级别	名　称	剂量限制条件和剂量
I类优先：中度危险 OAR	垂体	$D_{max} < 60Gy$
	下颌骨	$V_{50Gy} < 30\%$
	颞颌关节	$D_{max} < 70Gy$
	晶体	$D_{max} < 6Gy$
	眼球	$D_{mean} < 35Gy$
II类优先：低度危险 OAR	腮腺	$D_{mean} < 26Gy$
		$V_{30Gy} < 50\%$
	颌下腺	$D_{mean} < 39Gy$
	口腔	$D_{mean} < 45Gy$
		$D_{1\%} < 70Gy$
	内耳	$D_{mean} < 45Gy$
	喉室	$D_{mean} < 45Gy$
	声门上喉	$D_{mean} < 45Gy$
	咽缩肌	$D_{mean} < 45Gy$
	食管	$V_{35Gy} < 50\%$
	气管	$D_{mean} < 45Gy$
	甲状腺	$D_{mean} < 45Gy$

（王孝深）

参 考 文 献

[1] Peng G, Wang T, Yang K, et al. A prospective, randomized study comparing outcomes and toxicities of intensity-modulated radiotherapy vs. conventional two-dimensional radiotherapy for the treatment of nasopharyngeal carcinoma[J]. Radiother Oncol, 2012, 104(3):286-293.

[2] Zhou GQ, Yu XL, Chen M, et al. Radiation-induced temporal lobe injury for nasopharyngeal carcinoma: A comparison of intensity modulated radiotherapy and conventional two-dimensional radiotherapy[J]. PloS One,

2013, 8(7):e67488.

[3] Lee AW, Ng WT, Hung WM, et al. Major late toxicities after conformal radiotherapy for nasopharyngeal carcinoma patient and treatment-related risk factors[J]. Int J Radiat Oncol Biol Phys, 2009, 73(4): 1121–1128.

[4] Su SF, Huang Y, Xiao WW, et al. Clinical and dosimetric characteristics of temporal lobe injury following intensity modulated radiotherapy of nasopharyngeal carcinoma[J]. Radiother Oncol, 2012, 104(3):312–316.

[5] Su SF, Huang SM, Han F, et al. Analysis of dosimetric factors associated with temporal lobe necrosis (TLN) in patients with nasopharyngeal carcinoma (NPC) after intensity modulated radiotherapy[J]. Radiat Oncol, 2013, 8(17):17.

[6] Sun Y, Zhou GQ, Qi ZY, et al. Radiation-induced temporal lobe injury after intensity modulated radiotherapy in nasopharyngeal carcinoma patients: A dose-volume-outcome analysis[J]. BMC Cancer, 2013, 13(397):1–9.

[7] Wang X, Ying H, Zhou Z, et al. Successful treatment of radiation-induced temporal lobe necrosis with mouse nerve growth factor[J]. J Clin Oncol, 2011; 29(7):e166–168.

[8] Wang XS, Ying HM, He XY, et al. Treatment of cerebral radiation necrosis with nerve growth factor: A prospective, randomized, controlled phase II study. 2016, 120(1):69–75.

[9] Liu P, Niu X, Ou D, et al. Dynamic Changes in Cognitive Function in Patients with Radiation-Induced Temporal Lobe Necrosis after IMRT for Nasopharyngeal Cancer[J]. Front Oncol, 2020, 10:450. doi: 10.3389/fonc.2020.00450.

[10] Mayo C, Yorke E, Merchant TE. Radiation associated brainstem injury[J]. Int J Radiat Oncol Biol Phys, 2010, 76:S36–S41.

[11] Li YC, Chen FP, Zhou GQ, et al. Incidence and dosimetric parameters for brainstem necrosis following intensity modulated radiation therapy in nasopharyngeal carcinoma[J]. Oral Oncol, 2017, 73:97–104.

[12] Yao CY, Zhou GR, Wang LJ, et al. A retrospective dosimetry study of intensity-modulated radiotherapy for nasopharyngeal carcinoma: Radiation-induced brainstem injury and dose-volume analysis[J]. Radiat Oncol, 2018, 13(1):194.

[13] Mayo C, Martel MK, Marks LB, et al. Radiation dose-volume effects of optic nerves and chiasm[J]. Int J Radiat Oncol Biol Phys, 2010, 76:S28–S35.

[14] Ozkaya Akagunduz O, Guven Yilmaz S, Yalman D, et al. Evaluation of the radiation dose-volume effects of optic nerves and chiasm by psychophysical, electrophysiologic tests, and optical coherence tomography in nasopharyngeal carcinoma[J]. Technol Cancer Res Treat, 2017, 16(6):969–977. doi: 10.1177/1533034617711613.

[15] Lee AW, Ng WT, Pan JJ, et al. International Guideline on Dose Prioritization and Acceptance Criteria in Radiation Therapy Planning for Nasopharyngeal Carcinoma[J].Int J Radiat Oncol Biol Phys, 2019, 105(3):567–580.

[16] Ng WT, Lee MC, Chang AT, et al. The impact of dosimetric inadequacy on treatment outcome of nasopharyngeal carcinoma with IMRT[J]. Oral Oncol, 2014, 50(5): 506–512.

第7章　鼻咽癌靶区准确勾画的重要性

一、鼻咽癌局部区域控制率与远处转移率、总生存率之间的关系

恶性肿瘤的治疗有以下几个目标，即提高局部区域控制率、降低远处转移率、提高总生存率及尽量保留器官的功能。对于鼻咽癌而言，一系列的研究证实，T 分期、N 分期，以及肿瘤局部区域控制均为无远处转移生存率和总生存率的独立影响因素，一旦肿瘤局部区域未控，远处转移率随之增加，总生存率降低。甚至有（MSKCC）的尸检报告显示，15 例远处转移的鼻咽癌均同时伴有锁骨上区域的失败。香港的一项研究回顾性分析了 444 例鼻咽癌，发现 $T_{3\sim4}$ 期鼻咽癌≥3.4cm³ 的 GTV 接受剂量≤66.5Gy，那么 5 年的局控率由 90.4% 直接下降至 54.3%（$P<0.001$），5 年的无病生存率（DFS）由 70.6% 直接降低到 26.5%（$P<0.001$），5 年的总生存率（OS）由 76.8% 直接下降到 53.2%（$P<0.001$），进一步说明了鼻咽癌局部控制的重要性。此外，对于局部区域失败（未控、复发）的鼻咽癌，尽管可以通过手术、再程放疗、化疗（联合分子靶向治疗或者免疫检查点抑制剂治疗）来挽救，但挽救治疗的效果不尽如人意，而且后遗症相对于初次治疗而言更大，严重影响生活质量。因此，要特别强调初治鼻咽癌的局部区域控制率，牢记两个理念，即肿瘤治愈的最好时机是首次治疗，最严重的并发症是肿瘤局部未控或者短期内复发。

二、复发性局部晚期鼻咽癌的治疗困境

随着 IMRT 技术的普及应用以及联合化疗方案的不断优化，目前初治无远处转移鼻咽癌的 5 年总生存率可达到 80% 以上，局部与区域控制率也显著

提升。但总体上仍有 10% 左右的患者局部复发。对于局部复发鼻咽癌，虽然理论上手术治疗是最佳治疗手段，但由于鼻咽位置深在，显露困难，毗邻众多重要的组织器官，手术治疗存在许多制约因素，其中主要有三点：①常规手术创伤太大，目前主要采用鼻内镜手术，往往肿瘤难以整块、根治性切除；②鼻咽复发肿瘤通常毗邻颈内动脉，有误伤颈内动脉的风险；③经过根治性放疗后，鼻咽伤口愈合有一定难度。因此内镜手术主要局限在 $T_{1\sim2}$ 期复发鼻咽癌，而且仅限于少数有经验的医疗中心开展应用；$T_{3\sim4}$ 期复发鼻咽癌的主要治疗手段仍然是再程放疗联合化疗或者分子靶向治疗，仅有个别单位选择性针对 T_3 病例进行手术。复发鼻咽癌二程放疗后的并发症较多，约 40% 的患者出现黏膜溃疡坏死、颅底骨质坏死（图 7-1），伴有持续性疼痛和恶臭，严重影响生活质量，甚至近 29% 的患者发生大出血死亡。内镜手术治疗复发鼻咽癌一定程度上减少了治疗相关并发症，但仍然存在皮瓣坏死的风险以及切缘阳性再次复发的概率（图 7-2）。此外，有必要指出，很多患者是初次治疗时病变范围广泛，肿瘤紧挨或者已经侵犯 I 类 OAR，失败 / 复发的位置还是紧挨 / 侵犯 I 类 OAR，二程放疗没有足够的 I 类 OAR 剂量安全空间，导致复发肿瘤无法得到高剂量的再程照射，局控率很差；甚至是由于担心 I 类 OAR 的后期损伤，不敢积极给予二程放疗（详见第 6 章）。部分患者可以通过化疗或者化疗联合分子靶向治疗获得短期控制，但缓解时间不长，中位无进展生存期（PFS）为 3～6 个月，一旦进展，后续有效的方案甚少；近年来免疫检查点抑制剂治疗复发转移鼻咽癌受到越来越多的关注，少数病例单纯免疫疗

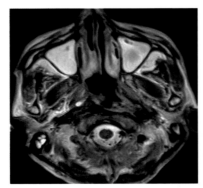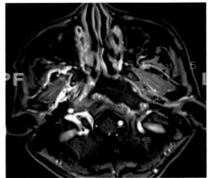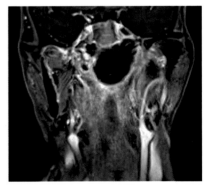

▲ 图 7-1　复发性 T_3 期鼻咽癌二程放疗后 6 个月的 MRI，可见左侧头长肌、咽旁、斜坡、破裂孔、岩骨尖坏死溃疡。患者主诉频繁渗血，持续性头痛伴有恶臭，严重影响生活质量。尽管做了左侧颈内动脉覆膜支架，避免了鼻咽大出血的风险，但头痛伴有恶臭症状持续性存在

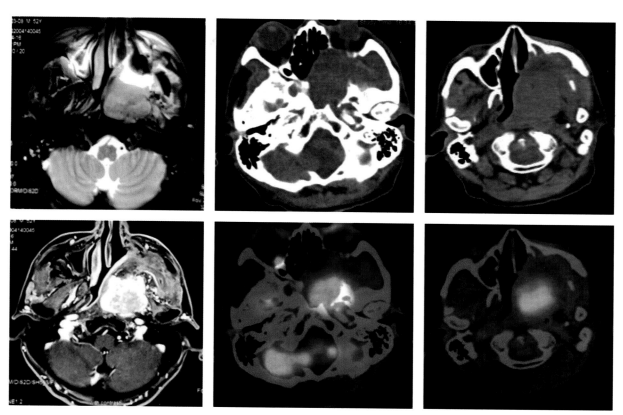

▲ 图 7-2 复发性 T_3 期鼻咽癌内镜切除 + 颞肌瓣修补，耗时 11h，但术后 3 个月再次复发

法就能获得长久的控制，但总体而言，客观缓解率不高，大约 25%，而且一旦免疫治疗耐药，后续有效的方法寥寥无几。

三、鼻咽癌精确放疗靶区勾画的重要性

肿瘤的放射治疗是一门复杂深奥的学科，存在着许多不确定因素，例如靶区、肿瘤生物学、器官运动、摆位、计划实施、剂量学等，但随着计算机技术的飞速发展以及放疗相关设备（加速器、图像引导、门控、追踪）的性能提升，器官运动、摆位、计划实施以及剂量学方面的误差越来越小。虽然有了功能影像在内的多模态影像，但靶区仍然最不容易确定，靶区与理想的偏差幅度最大（图 7-3）。有国外学者曾经指出头颈部肿瘤 IMRT 存在的最大问题是没有准确勾画肿瘤靶区，尤其是亚临床靶区。众所周知，要充分发挥 IMRT 技术治疗肿瘤的优势有三个环环相扣的环节，即肿瘤靶区的精确勾画、IMRT 计划的精确设计、精确摆位及精准照射（图 7-4）。靶区的准确勾画是 IMRT 技术成功治疗鼻咽

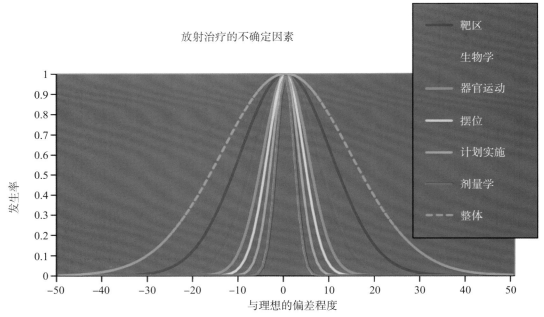

▲ 图 7-3　放射治疗的不确定因素汇总

图中可见靶区（紫色山峰形曲线）与理想的偏差程度最大

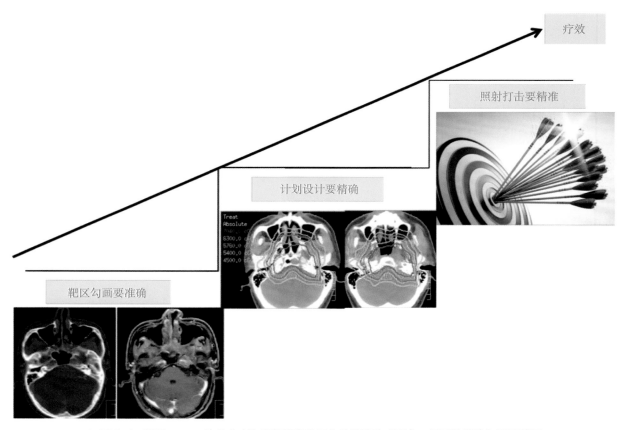

▲ 图 7-4　运用 IMRT 技术成功治疗鼻咽癌的三个关键进阶式环节，靶区的准确勾画是基石

癌整个流程中的基础环节，如果肿瘤靶区勾画有误，那么势必造成后续 IMRT 计划设计以及摆位照射时剂量分布不准，导致肿瘤的局部区域控制率下降。常言道：万丈高楼平地起，地基要牢靠；地基不牢靠，高楼变危楼。因此要特别强调肿瘤靶区的准确勾画，把基础奠定好。

（王孝深）

参 考 文 献

[1] Leibel SA, Scott CB, Mohiuddin M, et al. The effect of local–regional control on distant metastatic dissemination in carcinoma of the head and neck: results of an analysis from the RTOG head and neck database[J]. Int J Radiat Oncol Biol Phys, 1991, 21(3):549–556.

[2] Kwong D, Sham J, Choy D. The effect of loco–regional control on distant metastatic dissemination in carcinoma of the nasopharynx: an analysis of 1301 patients [J]. Int J Radiat Oncol Biol Phys, 1994, 30(5):1029–1036.

[3] Kotwall C, Sako K, Razack MS, et al. Metastatic patterns in squamous cell cancer of the head and neck[J]. Am J Surg, 1987, 154(4):439–442.

[4] Stroom JC, Heijmen BJ. Geometrical uncertainties, radiotherapy planning margins, and the ICRU–62 report [J]. Radiother Oncol, 2002, 64(1):75–83.

[5] Astreinidou E, Bel A, Raaijmakers CP, et al. Adequate margins for random setup uncertainties in head–and–neck IMRT[J]. Int J Radiat Oncol Biol Phys, 2005, 61(3):938–944.

[6] Ng WT, Lee MC, Chang AT, et al. The impact of dosimetric inadequacy on treatment outcome of nasopharyngeal carcinoma with IMRT [J]. Oral Oncol, 2014, 50(5): 506–512.

第8章 鼻咽癌原发肿瘤的勾画细节

鼻咽癌常规放疗主要采用面颈联合野、小面颈野、耳前野从 90° 和 270° 方向对穿照射（图 6-3），因此对于肿瘤范围主要考虑前后界和上下界，而不用过多考虑肿瘤的左右边界；IMRT 技术是先由临床医生在 CT 或 MRI 图像上勾划肿瘤靶区（GTV）、临床靶区（CTV），并外放计划靶区（PTV），上下左右前后三维空间都要充分考虑，然后勾画 CTV 以及危及器官（OAR），并外放 PTV，肿瘤靶区以及 OAR 都勾画好之后，临床医师告知物理师肿瘤靶区详细的处方剂量以及 OAR 的剂量限制，由物理师操作 TPS 系统逆向计算出剂量分布。在靶区设计这一环节上，IMRT 技术的主观因素影响明显大于常规放疗，肿瘤靶区勾画的是否准确直接关系到肿瘤靶区的剂量分布，如果勾画肿瘤靶区时有遗漏则直接导致后续的 IMRT 计划设计时照射剂量不足（或者过分担心 I 类 OAR 的损伤而人为降低照射剂量），导致肿瘤局部未控或者以后复发（详见第 6 章的图 6-2 和图 6-4）。因此，要保证鼻咽癌 IMRT 治疗的疗效，首要的前提条件之一是肿瘤靶区的准确勾画，这就无形当中形成了两个基本要求：第一，要有正确的影像学检查工具，以便于多方位清晰显示肿瘤的范围和边界；第二，临床医生要有扎实的解剖学知识和影像学读片技能，能够准确判断肿瘤的边界以及正常组织。

一、鼻咽癌靶区勾画对临床医生的要求

尽管人工智能（AI）在医学领域的应用范围越来越广，甚至有基于人工智能的靶区自动勾画软件，但 AI 勾画靶区的前提条件是必须大量学习临床医生勾画的靶区之后，通过大数据寻找出靶区的共性，然后才能根据共性去勾画新患

者的靶区；如果供 AI 学习的靶区原始数据有误，那么 AI 寻找出的靶区共性就是不准确的，根据错误的共性去自动勾画新患者的靶区，那么靶区的准确性值得商榷；而且目前国内拥有靶区自动勾画的放疗中心屈指可数，即使是软件自动勾画靶区，最终还是需要临床医生来审核确定。此外，需要指出，目前 AI 自动勾画肿瘤靶区是基于 MRI，而设计 IMRT 计划是基于 CT，当基于 MRI 勾画的肿瘤靶区耦联到 CT 时一定要再次在 CT 上确认肿瘤边界（具体见本章"鼻咽癌 GTV 勾画的操作建议"部分）。因此，鼻咽癌精确放疗的靶区勾画这一环节对临床医生有以下基本要求：①要熟悉鼻咽癌的生物学特性、肿瘤局部侵犯规律、淋巴结转移分布规律；②了解常用影像学检查工具（CT、MRI、PET-CT）的优缺点，治疗前要有全面系统、规范化的影像学检查资料；③精通鼻咽部位的解剖、鼻咽和颅底正常结构 CT 和 MRI 的影像学表现、肿瘤侵犯的 CT 和 MRI 表现，换言之，靶区勾画者必须具有相当扎实的影像学基本功；④多学科讨论，尤其是和专门从事头颈部肿瘤放射诊断的高年资医生进行讨论，确定 GTV 的范围。

二、鼻咽癌靶区勾画常用影像学手段的利弊

1. CT

CT 是鼻咽癌靶区勾画必须依赖的影像学工具，其优点是：①成像速度快；②不存在失真；③图像直观，空间分辨率高，组织对比度高，骨骼和气腔一目了然，对于成骨性病变的显示很清晰；④能够提供放射剂量计算和分布所必需的组织电子密度信息。缺点是：①容易受金属植入物的干扰产生条带状伪影，严重影响金属植入物周围病变的显示；②软组织分辨率低，难以清晰显示肿瘤和软组织的分界；③对于颅内侵犯的范围边界显示不清晰；④对于溶骨性改变的边界显示欠佳；⑤扫描具有一定的辐射性。

2. MRI

大量的临床研究已经证实，相较于增强 CT，MRI 更能清楚显示鼻咽肿瘤咽旁侵犯的范围，更能清楚显示椎前肌肉是否受侵犯，对于辨认颅底骨早期的骨髓浸润及海绵窦侵犯、脑膜侵犯、神经侵犯更优越。因此，MRI 被推荐为鼻咽

癌首选的影像学检查工具。中国抗癌协会鼻咽癌专业委员会规定，对于无 MRI 检查禁忌者，都要常规接受 MRI 检查，而且 MRI 检查一定要规范，要多序列（至少包含 T_1WI、T_2WI、脂肪抑制三个序列）、多方位（横断位、矢状位、冠状位）成像，平扫 + 增强都要做，扫描范围一定要全，至少从前床突上 2cm 扫到锁骨头下。尽管 MRI 是鼻咽癌首选的影像学检查工具，但鼻咽癌精确放疗的靶区勾画不能片面依赖 MRI，原因如下：① MRI 图像存在失真效应，无论后期采用哪种算法进行图像矫正，最终的图像总是存在一定程度的失真，和实际扫描物体的形状存在一定的差异，差异尤其体现在远离磁场中心的位置；②无法提供放射剂量计算和分布所必需的组织电子密度信息；③对于成骨性病变的显示欠佳；④体内有顺磁性植入物的患者不能接受 MRI 检查。⑤扫描时间长，受器官运动的干扰比较大。

3. PET-CT

PET-CT 对于肿瘤边界的显示缺少细节，存在光晕效应，对于成骨性病变，标准化摄取值（SUV）并不高，如果缺少经验，单纯依赖 SUV 值会导致成骨性病变的遗漏。美国国立综合癌症网络（NCCN）指南以及中国抗癌协会鼻咽癌专业委员会、中国临床肿瘤学会（CSCO）鼻咽癌专家委员会都明文规定 PET-CT 不能取代 MRI 作为鼻咽癌靶区勾画的首选影像学依据，PET-CT 对于发现 / 鉴别远处转移病灶的价值更大。

三、MRI 能否完全取代 CT 进行靶区勾画

答案是不能，原因如下：① MRI 图像存在一定程度的失真效应；② CT/MRI 融合存在一定的误差；③对于肿瘤侵犯颅底骨质导致的部分成骨性病变，MRI 难以准确判断（图 8-1 至图 8-3），不如 CT 直观明了。

四、分别根据 MRI 和 CT 勾画的 GTV 范围有何差异

答案是很难一概而论。尽管 Emami 等 2003 年报道分别根据 CT 和 MRI 勾画同一名鼻咽癌患者的 GTV 轮廓在三维空间上不是彼此包含的关系，而是互补

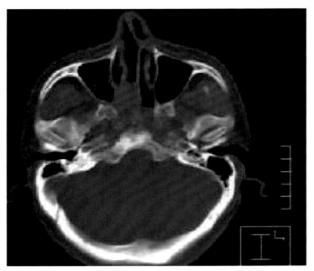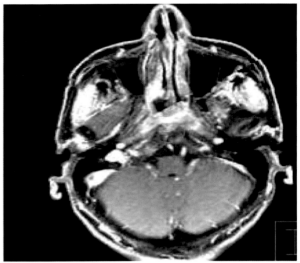

▲ 图 8-1　鼻咽非角化癌患者，有头痛症状，CT 明确显示斜坡有成骨性病变（绿色线），但相同层面的 MRI 并未显示骨质异常信号

的关系，但病例数太少，仅有 8 例，无法代表大宗病例的实际情况。复旦大学附属肿瘤医院自 2005 年开展鼻咽癌的 IMRT 治疗，分别根据 CT 和 MRI 勾画鼻咽原发肿瘤 GTV 的真实世界研究经验显示，由于 CT 的软组织分辨率低，导致医生在 CT 上勾画 $T_{1\sim2}$ 期肿瘤边界时习惯于勾画较大的轮廓，超出了肿瘤的实际边界；而 MRI 软组织分辨率高，因此医生在 MRI 上勾画 GTV 轮廓时更有信心，边界更贴近实际，所以导致 GTV-CT 的容积大于 GTV-MRI。对于 $T_{3\sim4}$ 期肿瘤，因为涉及颅底骨质的成骨性改变、溶骨性改变、单纯的骨髓浸润、蝶窦和筛窦的堵塞性炎症，医生在 CT 上判断肿瘤范围时存在较大的主观差异，但总体而言，GTV-MRI 的容积大于 GTV-CT；从 GTV 的三维空间上比较，有的病例 GTV-MRI 和 GTV-CT 是彼此包含的关系（图 8-4 至图 8-7），有的病例 GTV-MRI 和 GTV-CT 是彼此互补的关系（图 8-8）。由于鼻咽癌的主要治疗手段是放射治疗，无法手术切除获取完整的肿瘤标本进行病理切片，因此无法对比研究 CT、MRI 与病理切片三者之间 GTV 的边界到底是什么关系，只能通过大量的病例来积累相关的临床经验。

五、鼻咽癌 GTV 勾画的操作建议

建议由专门从事头颈部肿瘤放射诊断的高年资医生撰写鼻咽 CT 或者 MRI

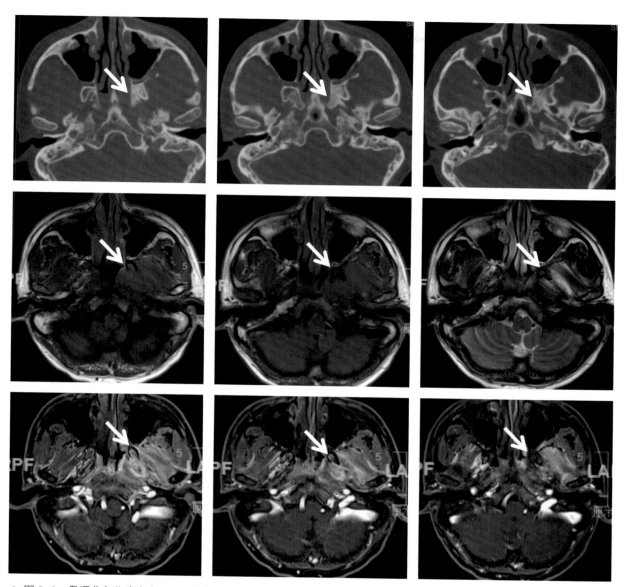

▲ 图 8-2　鼻咽非角化癌患者，CT 明确显示左侧翼突根部有成骨性病变（白箭），因为和原发病灶密切相连，判断有骨质受侵；但相同层面的 MRI（T_1WI、T_2WI、T_1 增强压脂序列）均未显示该位置明显的骨质异常信号

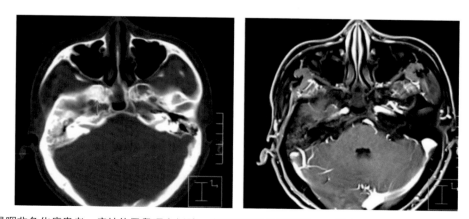

▲ 图 8-3　鼻咽非角化癌患者，病灶位于鼻咽右侧壁，患者有轻微头痛症状，CT 明确显示右侧翼突根部有成骨性病变（红箭），因为和原发病灶密切相连，判断有骨质受侵；但相同层面的 MRI 未显示该位置骨质异常信号

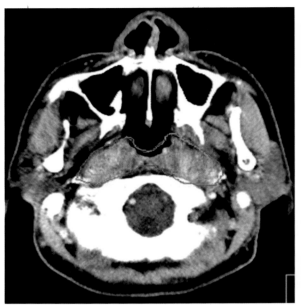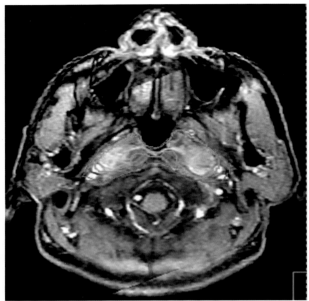

▲ 图 8-4　根据 CT 和 MRI 分别勾画的 GTV 轮廓，绿线代表 GTV-MRI，红线代表 GTV-CT，图中可见 GTV-CT 完全包含 GTV-MRI。主要原因是 CT 的软组织分辨率低，无法清晰显示肿瘤和头长肌的分界，由此导致根据 CT 勾画 GTV 时误把头长肌和咽后间隙的正常软组织当作肿瘤；而 MRI 软组织分辨率高，清晰显示了肿瘤和头长肌的分界；咽后间隙的肿块与血管的分界

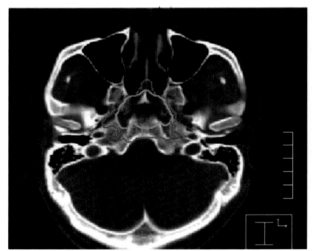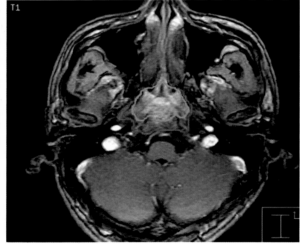

▲ 图 8-5　根据 CT 和 MRI 分别勾画的 GTV 轮廓，绿线代表 GTV-CT，红线代表 GTV-MRI，图中可见 GTV-MRI 完全包含 GTV-CT。主要原因是 CT 无法清晰显示破裂孔的肿瘤，无法显示斜坡溶骨性病变的边界；而 MRI 软组织分辨率高，清晰显示了破裂孔的肿瘤及斜坡溶骨性病变的范围边界

的报告，勾画靶区前由专门从事头颈部肿瘤放射治疗的高年资医生带领年轻医生详细阅片，讲解每一个层面的肿瘤范围，勾画靶区时采用 CT/MRI 融合技术。尽管目前个别医院的放疗中心拥有专用的 MRI 模拟定位机，但绝大多数放疗科采用的是放射诊断科的 MRI 机器，鼻咽扫描后的 MRI 图像传输到放疗科的

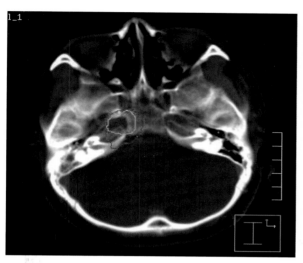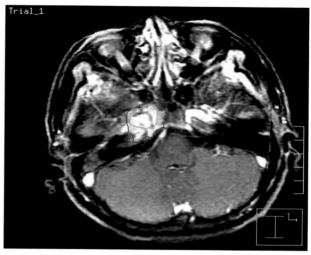

▲ 图 8-6 根据 CT 和 MRI 分别勾画的 GTV 轮廓，蓝线代表 GTV-CT，红线代表 GTV-MRI，图中可见 GTV-MRI 完全包含 GTV-CT。主要原因是 CT 无法清晰显示岩骨尖和斜坡溶骨性病变的范围和边界；而 MRI 软组织分辨率高，清晰显示了岩骨尖和斜坡溶骨性病变的范围和边界

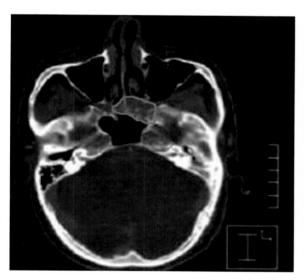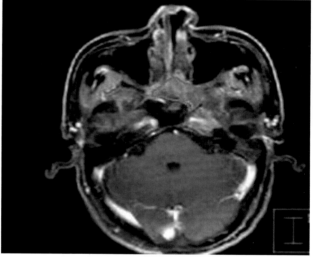

▲ 图 8-7 根据 CT 和 MRI 分别勾画的 GTV 轮廓，绿线代表 GTV-CT，红线代表 GTV-MRI，图中可见 GTV-MRI 完全包含 GTV-CT。除了 CT/MRI 融合误差之外，主要原因是 CT 无法清晰颅底骨质骨髓浸润的范围；而 MRI 软组织分辨率高，清晰显示了左侧岩骨尖、中颅窝底的骨髓浸润边界

TPS，与定位 CT 进行融合，然后勾画靶区。建议在同一个窗口并排显示 CT 和 MRI，尤其要同时显示出体表外轮廓，以便于评估 CT/MRI 的融合精度，不能单纯依赖 MRI 勾画（图 8-9 和图 8-10）；勾画颅底层面时一定要把 CT 调成骨窗，便于显示成骨性改变（图 8-3 和图 8-8），靶区勾画完成后一定要由专门从事头颈部肿瘤放射治疗的高年资医生修改、审核、确认并保存。

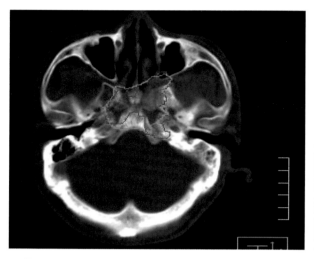 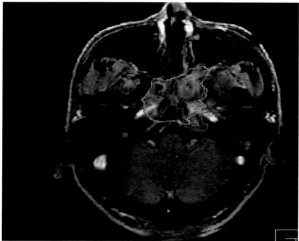

▲ 图 8-8　根据 CT 和 MRI 分别勾画的 GTV 轮廓，绿线代表 GTV-CT，红线代表 GTV-MRI，图中可见两者是互补的关系。主要原因是 CT 清晰显示了斜坡的成骨性病变，而 MRI 未显示斜坡成骨性病变

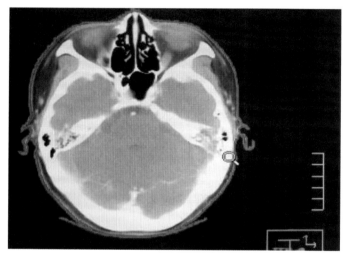 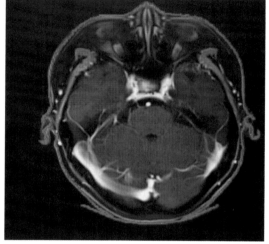

▲ 图 8-9　CT 和 MRI 融合后在同一个窗口并排显示，根据体表外轮廓（红线）评估该层面 CT 和 MRI 完美匹配，融合误差几乎为零

六、是否可以根据 PET-CT 的 SUV 值来勾画肿瘤靶区

　　尽管 PET-CT 在肿瘤学领域的应用越来越广泛，有些实体瘤放射治疗时甚至依赖 PET-CT 的 SUV 值自动勾画肿瘤靶区；但对于鼻咽癌的靶区勾画，无论是 NCCN 指南还是中国鼻咽癌临床分期工作委员会都明确指出，PET-CT 不能替代 MRI。除了 PET-CT 自身的空间分辨率低之外，笔者在临床工作中发现对于部分成骨性改变，葡萄糖的摄取并不高，PET-CT 的 SUV 值甚至低于本底，影响病灶的检出（图 8-11 和图 8-12）。

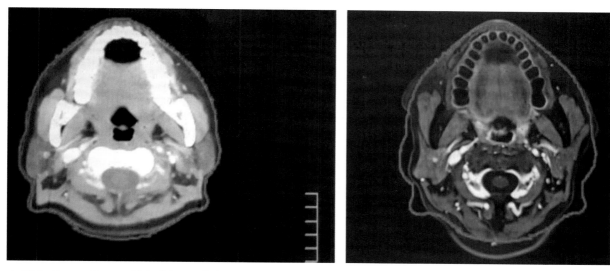

▲ 图 8-10　CT 和 MRI 融合后在同一个窗口并排显示，尽管本例患者与图 8-9 为同一名患者，但由于 MRI 失真效应和融合误差，导致该层面 CT 和 MRI 匹配程度差，CT 显示的体表外轮廓（红线）与 MRI 显示的体表轮廓无法重叠。因此勾画该层面的 GTV 或 CTV 时，不能片面依赖 MRI，要综合考虑病变在 CT 上的位置

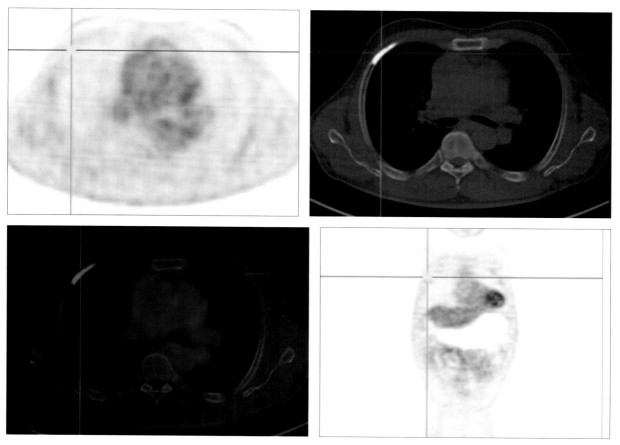

▲ 图 8-11　鼻咽癌放疗后 27 个月随访的患者，主诉右前胸壁酸痛，外周血 EB 病毒 DNA 拷贝数为 218，全身 PET-CT 显示右前肋局部明显成骨性改变，但 SUV 值低于本底，骨科活检证实转移性低分化癌，EBER（+）

七、建立鼻咽癌靶区勾画指南的必要性

影像学检查完善之后，就要由临床医师来勾画 GTV、CTV 和 OAR。尽管 GTV、CTV 及 OAR 都有明确的定义，但不同医师勾画同一名患者的靶区仍然存在很大差异，这种差异一方面来源于影像学知识的差异，一方面来源于临床经验的积累，尤其是勾画 CTV 时，勾画者之间的差异是很明显的，因为 CTV 本身就带有主观性。对于有扎实影像学功底的医生而言，MRI 确实减少了勾画者之间的主观差异，依赖 MRI 勾画 GTV，彼此的 GTV 外轮廓差异可以忽略不计（图 8-13）。但勾画 CTV 时，无论依靠哪种影像学检查手段，不同医师之间勾画的 CTV 范围总是有差异的，有研究者发现，即使让 11 名有丰富放疗经验的医师勾画同一位患者的颈部 CTV 范围，根据 CTV 在体表的投影轮廓设计照射野大小，结果 11 个照射野相差很大。我院开展 IMRT 技术之初，也做过相关研究，让 3 名有经验的放疗医生勾画同一名患者的颈部 CTV，结果显示 3 个

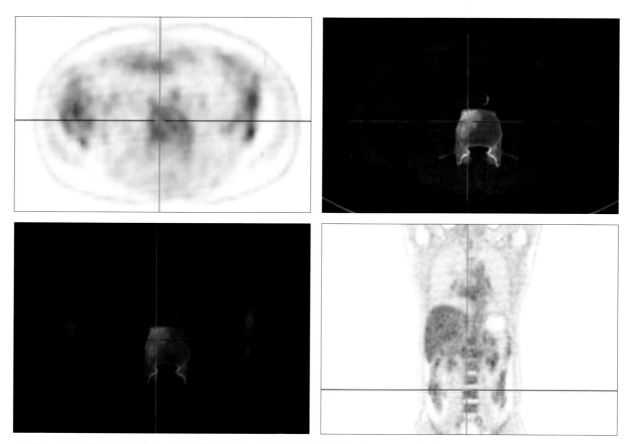

▲ 图 8-12　鼻咽癌放疗后 42 个月随访的患者，主诉腰部酸胀不适，外周血 EB 病毒 DNA 拷贝数为 356，全身 PET-CT 显示 L_4 椎体局部明显成骨性改变，但 SUV 值和本底相同，骨科活检证实转移性低分化癌，EBER（+）

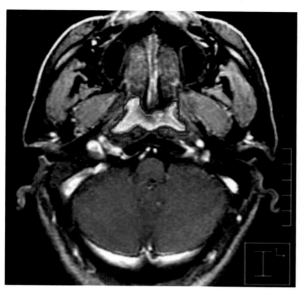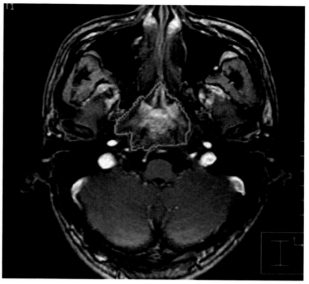

▲ 图 8-13　三名有经验的临床医生根据 MRI 来勾画 GTV，彼此之间的差异很小

CTV 轮廓边界相差很大（图 8-14）。照射野大小之间的差异可能是导致毒性反应以及疗效不一致的原因之一。为了减少医生之间的主观差异，有必要建立统一的 CTV 勾画指南，根据指南来勾画 CTV，这样，最终的疗效以及毒性反应才有可比性，才能更加方便与国内以及国际上不同单位之间的交流。

既往全世界范围内对于鼻咽原发肿瘤 CTV 的勾画存在较大差异，不同的肿瘤中心都有自己的 CTV 勾画方法，尽管 2018 年发表了鼻咽癌 CTV 勾画国际共识，总的原则是 GTV 基础上 5mm+5mm 外放再加解剖学裁剪。但很多环节还是存在争议，比如当 GTV 已经靠近或者侵犯 I 类 OAR 时，没有足够的空间实现 5mm+5mm 外扩，那么具体应该如何设置 CTV 和 PTV；解剖学裁剪如何具体操作。复旦大学附属肿瘤医院自 2005 年开始将 IMRT 技术用于鼻咽癌，规定了初治鼻咽癌靶区勾画的原则，其中 GTV-nx 是指影像学或者鼻咽镜检查显示的肿瘤范围，GTV-nx 三维空间外扩 3mm 形成 PTV-nx（必要时解剖学裁剪），CTV 三维空间外扩 3mm 形成 PTV（必要时解剖学裁剪），具体见图 8-15。研究发现 CTV 的差异最大，为了减少勾画者之间的差异，提高一致性，统一规定了 CTV 勾画的原则、范围，并制定了图谱。经过多年的临床实践，取得了良好的局控效果。随着经验的不断积累，逐渐缩小了鼻咽原发肿瘤 CTV 的范围，目前鼻咽部高危 CTV 至少包括（完整病例图示见第 10 章病例 1）：①前界，上颌

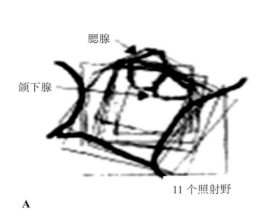

腮腺

颌下腺

11 个照射野

A

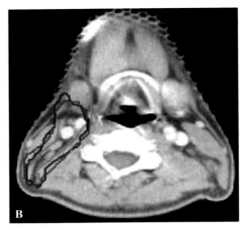

B

▲ 图 8-14 不同的医生勾画同一名患者的 CTV，彼此勾画的范围差别很大

A. 为二维放疗时代 11 位医生设计的照射野外轮廓；B. 绿线、红线和蓝线分别代表 IMRT 时代 3 位医生勾画的颈部 CTV

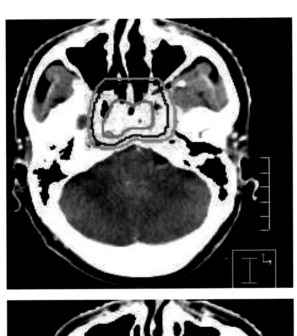

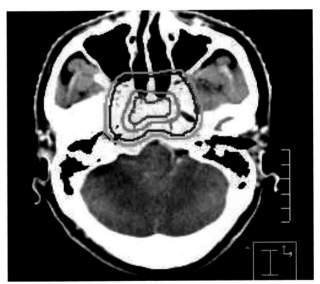

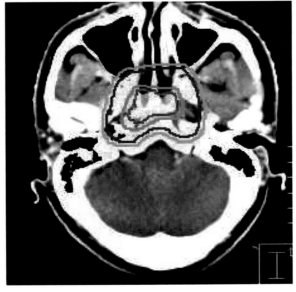

▲ 图 8-15 T₂ 期鼻咽癌靶区勾画节选图，其中红线表示 GTV-nx，三维空间均匀外扩 3mm 形成 PTV-nx（绿线），深蓝线表示 CTV，三维空间外扩 3mm 形成 PTV（天蓝色）。因为肿瘤病变范围小，与 Ⅰ 类 OAR 的安全距离足够大，PTV 不需要解剖学裁剪

窦后壁前缘 5mm（鼻腔侵犯者要包含后组筛窦）；②侧界，包括整个鼻咽侧壁
结构，咽旁脂肪间隙，翼内肌起点，翼腭窝，翼内板；③上界，蝶窦一半水平，
颅底部分须包括翼腭窝、圆孔、卵圆孔和破裂孔，岩骨尖内 1/2；④下界，C_1
椎体下缘；⑤后界，斜坡前 1/3～1/2，椎前肌肉。

　　不论肿瘤 T 分期，以上是必须包含的结构，然后根据肿瘤侵犯的范围适当
增加相邻的结构（图 8-16）。如果 GTV 周边的外扩空间足够，则 GTV 到 CTV
的边界至少间隔 5mm，如果 GTV 已经紧挨/侵犯Ⅰ类 OAR，则 GTV 到 CTV
的距离允许只外放 1mm，甚至是 0 外放（图 8-17），放疗过程中采用自适应性
放疗，多次定位，根据肿瘤退缩情况修改靶区范围，重新设计 IMRT 计划。个

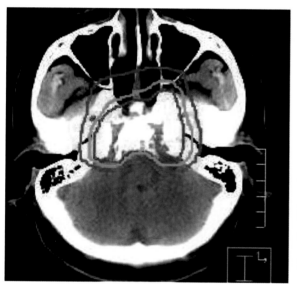
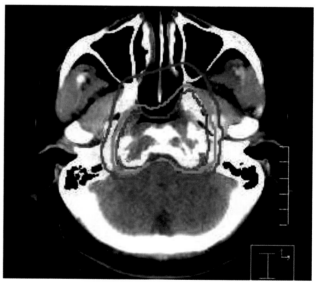
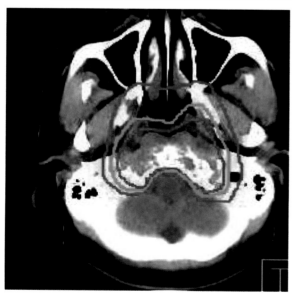

▲ 图 8-16 T_4 期鼻咽癌靶区勾画节选图，其中红线表示
GTV-nx，因为肿瘤后界紧挨脑干，没有 3mm 的安全外扩空
间，需要解剖学裁剪，所以外放 PTV-nx 时上、下、左、右、
前外放 3mm，但向后仅外放 1mm（绿线）。粉红色表示 CTV，
为了保护脑干，图中可见在脑干前方 CTV 间隔 PTV-nx 的距
离很小，甚至允许 0 外放

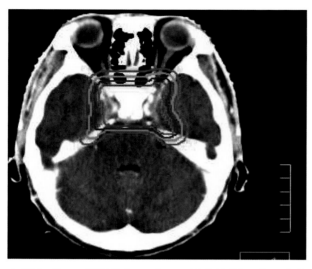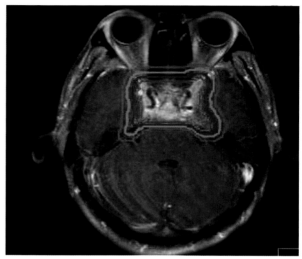

▲ 图 8-17　T_4 期鼻咽癌 CT 和 MRI 融合技术勾画靶区节选图，肿瘤侵犯蝶窦、斜坡、双侧海绵窦，其中红线表示 GTV-nx，蓝线表示 PTV-nx，因为肿瘤后界紧挨脑干，没有 3mm 的安全外扩空间，需要解剖学裁剪，所以外放 PTV-nx 时上、下、左、右、前外放 3mm，但向后仅外放 1mm。绿线表示 CTV1，粉红色线表示 PTV1。为了兼顾 GTV 的剂量覆盖及保护脑干，图中可见在脑干前方 PTV1 间隔 CTV1 的距离很小，甚至允许 0 外放。采用自适应放疗技术，每照射 10 次适当调整靶区

人观点认为，肿瘤未控或者短期内复发是最大的并发症，不能因为肿瘤靠近危及器官就盲目缩小 CTV 范围，一定要充分权衡肿瘤局部控制和 I 类器官（脊髓、脑干、视神经、视交叉）后期严重并发症的利弊（详见第 10 章的具体病例靶区展示）。需要强调的是，由于肿瘤自身的生物学特性、肿瘤侵犯的范围限制，有的复发无法避免，但是一定要尽量避免主观因素造成的复发，包括避免野外复发，尽量减少边缘复发。如果首次治疗时肿瘤毗邻/侵犯 I 类 OAR，由于担心 I 类 OAR 的损伤而人为缩小靶区范围或者人为降低照射剂量，肿瘤未控或者复发往往发生在毗邻 I 类 OAR 的位置，手术没有机会，挽救化疗的效果差（图 6-7），二程放疗的损伤更大。

该靶区勾画指南的建立大大提高了不同医生之间勾画同一患者照射范围的一致性，避免了不同医生由于照射范围勾画不一致而导致的治疗效果差异，保证了疗效的相对一致性。笔者按照上述的淋巴结 CTV 勾画原则开展鼻咽癌的 IMRT 治疗，初步随访了 869 例 IMRT 治疗的结果，5 年无局部区域复发生存率为 89.7%，无远处转移生存率为 85.6%，无病生存率为 76.3%，OS 为 84.0%；59% 的患者没有口干症状，仅仅 4.0% 的患者有 3～4 级口干。而 1837 例鼻咽癌常规放疗的疗效显示 5 年 OS 为 67.4%，5 年局控率为 86.5%，80% 以上的患者

主诉口干，影响日常生活工作。也就是说，与常规放疗比较，IMRT 技术治疗鼻咽癌，肿瘤局部区域控制率提高，而后期不良反应却明显降低，大大提高了患者的生活质量。

（王孝深）

参 考 文 献

[1] Emami B, Sethi A, Petruzzelli GJ. Influence of MRI on target volume delineation and IMRT planning in nasopharyngeal carcinoma[J]. Int J Radiat Oncol Biol Phys, 2003, 57(2):481–488.

[2] Lee AW, Ng WT, Pan JJ, et al. International guideline for the delineation of the clinical target volumes (CTV) for nasopharyngeal carcinoma[J]. Radiother Oncol, 2018, 126(1):25–36.

[3] Lee AW, Ng WT, Pan JJ, et al. International Guideline on Dose Prioritization and Acceptance Criteria in Radiation Therapy Planning for Nasopharyngeal Carcinoma[J]. Int J Radiat Oncol Biol Phys, 2019, 105(3):567–580.

[4] Ng WT, Lee MC, Chang AT, et al. The impact of dosimetric inadequacy on treatment outcome of nasopharyngeal carcinoma with IMRT [J]. Oral Oncol, 2014, 50(5):506–512.

[5] Manavis J, Sivridis L, Koukourakis MI. Nasopharyngeal carcinoma: the impact of CT-scan and of MRI on staging, radiotherapy treatment planning, and outcome of the disease[J]. Clin Imaging, 2005, 29 (2) : 128–133.

[6] Chang CC, ChenMK, Wu HK, et al. Nasopharyngeal carcinoma volume measurements determined with computed tomography: study of intraobserver and interobserver variability[J]. J Otolaryngol, 2002, 31 (6) : 361–365.

[7] Logue JP, Sharrock CL, Cowan RA, et al. Clinical variability of target volume description in conformal radiotherapy planning[J]. Int J Radiat Oncol Biol Phys, 1998, 41 (4) : 929–931.

[8] Weiss E, Hess CF. The impact of gross tumor volume (GTV) and clinical target volume (CTV) definition on the total accuracy in radiotherapy theoretical aspects and practical experiences[J]. StrahlentherOnkol, 2003, 179 (1) : 21–30.

[9] Lee N, Xia P, Fischbein NJ. Intensity-modulated radiation therapy for head and neck cancer: The UCSF experience focusing on target volume delineation[J]. Int J Radiat Onol Biol Phys, 2003, 57 (1) : 49–60.

[10] Nowak P, van Dieren E, van Sornsen de Koste J, et al. Treatment portals for elective radiotherapy of the neck: an inventory in the Netherlands[J]. Radiother Oncol, 1997, 43 (1) : 81–86.

[11] Eisbruch A, Foote RL, O'Sullivan B, et al. Intensity-modulated radiation therapy for head and neck cancer: emphasis on the selection and delineation of the targets[J]. Semin RadiatOncol, 2002, 12 (3) : 238–249.

[12] 王孝深，胡超苏，应红梅，等 . 建立鼻咽癌调强放射治疗靶区勾画指南的必要性 [J]. 肿瘤预防与治疗，2008，21(1):44–48.

[13] Ou X, Zhou X, Shi Q, et al. Treatment outcomes and late toxicities of 869 patients with nasopharyngeal carcinoma treated with definitive intensity modulated radiation therapy: new insight into the value of total dose of cisplatin and radiation boost[J]. Oncotarget, 2015, 6(35):38381–38397.

第9章 鼻咽癌淋巴引流区的勾画细节

2013 年更新的颈部淋巴结分区国际指南共识在 2003 版的基础上进行了修订，把咽后区域定义为Ⅶa 区，纳入了茎突后间隙，定义为Ⅶb 区；把腮腺内、腮腺周围的淋巴定义为Ⅷ区；把面颊部的淋巴结定义为Ⅸ区；把耳后和枕后的浅表淋巴结分别定义为Ⅹa 和Ⅹb 区；原来的Ⅳ区定义为Ⅳa 区，把胸锁关节上 2cm 至胸骨柄上缘之间、甲状腺外侧的区域纳入并定义为Ⅳb 区；保留了Ⅴa 区和Ⅴb 区，并格外增加了Ⅴc 区；Ⅵ区进一步细分为Ⅵa 区和Ⅵb 区。笔者以该分区为基础（表 9-1），详细介绍初治鼻咽癌淋巴引流区勾画的细节。

表 9-1　2013 版颈部淋巴结分区定义国际共识

分 区	上	下	前	后	外	内
Ⅰa 区（颏下组）	下颌舌骨肌	颈阔肌（二腹肌前腹下缘）	下颌骨前缘	舌骨体 / 下颌舌骨肌	二腹肌前腹内侧缘	
Ⅰb 区（颌下组）	颌下腺上缘；下颌舌骨肌前端	通过舌骨下缘和下颌骨下缘；或颌下腺下缘（选两者中靠下者）/ 颈阔肌	下颌骨前缘	颌下腺后缘（尾端）/ 二腹肌后腹（头端）	下颌骨内侧面（内侧）下至尾缘 / 颈阔肌（尾）/ 翼内肌（下端）	二腹肌前腹外侧缘（尾端）/ 二腹肌后腹（头端）
Ⅱ区（上颈组，以颈内静脉后缘为界分为Ⅱa 和Ⅱb）	C_1 横突下缘	舌骨体下缘	下颌下腺后缘 / 二腹肌后腹后缘	胸锁乳突肌后缘	胸锁乳突肌内缘 / 颈阔肌 / 腮腺内缘 / 二腹肌后腹	颈内动脉内侧缘 / 斜角肌
Ⅲ区（中颈组）	舌骨体下缘	环状软骨下缘	胸锁乳突肌前缘 / 甲状舌骨肌后 1/3	胸锁乳突肌后缘	胸锁乳突肌内缘	颈总动脉内缘 / 斜角肌
Ⅳa 区（下颈组）	环状软骨下缘	胸骨柄上方 2cm	胸锁乳突肌前缘（上端）/ 胸锁乳突肌（下端）	胸锁乳突肌后缘（上端）/ 斜角肌（下端）	胸锁乳突肌内缘（上端）/ 胸锁乳突肌外缘（下端）	颈总动脉内侧缘 / 甲状腺外缘 / 斜角肌（上端）/ 胸锁乳突肌内侧缘（下端）

（续　表）

分　区	上	下	前	后	外	内
IVb区（锁骨上内侧组）	IVa区的下界（胸骨柄上方2cm）	胸骨柄上缘	胸锁乳突肌深面/锁骨深面	斜角肌前缘（上端）/肺尖、头臂静脉、左侧的头臂干（右侧）、颈总动脉和锁骨下动脉（尾端）	斜角肌外缘	VI区的外界（气管前的部分）/颈总动脉内缘
Va区（颈后三角组）	舌骨体上缘	环状软骨下缘	胸锁乳突肌后缘	斜方肌前缘	颈阔肌/皮肤	肩胛提肌/斜角肌（尾端）
Vb区（颈后三角组）	环状软骨下缘	颈横血管	胸锁乳突肌后缘	斜方肌前缘	颈阔肌/皮肤	肩胛提肌/斜角肌（尾端）
Vc区（锁骨上外侧组）	颈横血管（Vb区的下界）	胸骨柄上2cm/锁骨上缘	皮肤	斜方肌前缘（上端）/前锯肌前方±1cm（下端）	斜方肌（上端）/锁骨（下端）	斜角肌/胸锁乳突肌外缘，IVa区的外界
VIa区（颈静脉前淋巴结）	舌骨的下缘或下颌下腺的下缘（选择两者中靠下的一者）	胸骨切迹	皮肤/颈阔肌	舌骨下肌群的前方	两侧胸锁乳突肌前缘	
VIb区（喉前，气管前和气管旁喉返神经淋巴结）	甲状软骨下缘	胸骨切迹	舌骨下肌群后方	喉、甲状腺和气管前方（喉前和气管前淋巴结）/椎前肌（右侧）/食管（左侧）	两侧颈总动脉	气管及食管的外侧面（尾端）
VIIa区（咽后淋巴结）	C$_1$椎体上缘/硬腭	舌骨体上缘	上或中咽缩肌后缘	头长肌和颈长肌	颈内动脉内侧缘	平行于头长肌外侧缘的线
VIIb区（茎突后淋巴结）	颅底（颈静脉孔）	C$_1$横突下缘（II区的上限）	茎突前咽旁间隔后缘	C$_1$椎体、颅底	茎突/腮腺深叶	颈内动脉内侧缘
VIII区（腮腺淋巴结）	颧弓、外耳道	下颌角	下颌支后缘及咬肌后缘（外侧）、翼内肌（内侧）	胸锁乳突肌前缘（外侧），二腹肌后腹（内侧）	皮下组织中的表浅肌肉腱膜系统（SMAS）层	茎突和茎突肌
IX区（颊面部组）	眼眶的下缘	下颌骨的下缘	皮下组织中的表浅肌肉腱膜系统（SMAS）层	咬肌的前缘及颊脂体（Bichat脂肪垫）	皮下组织中的表浅肌肉腱膜系统（SMAS）层	颊肌
Xa区（耳后淋巴结）	外耳道上缘	乳突尖	乳突前缘（下端）/外耳道后缘（上端）	枕部淋巴结前界—胸锁乳突肌后缘	皮下组织	头夹肌（下端）/颞骨（上端）
Xb区（枕部淋巴结）	枕外隆突	V区的上界（舌骨体上缘）	胸锁乳突肌后缘	斜方肌的前（外侧）缘	皮下组织	头夹肌

一、Ⅰ区

新版的分区把Ⅰ区细分为Ⅰa区和Ⅰb区，尽管鼻咽癌面颈联合野常规放疗后长期存活的患者中有发生Ⅰa区淋巴结转移的病例，原因考虑为放疗后双颈部淋巴引流途径改变导致。对于初诊的鼻咽癌，笔者连续观察了3100例初诊鼻咽癌，并没有发现Ⅰa区淋巴结转移；Ⅰb区淋巴结转移115例（4.3%），进一步分析这115例患者存在如下特征之一：①鼻咽原发肿瘤侵犯鼻腔，而且超过后1/3；②鼻咽原发肿瘤明显侵犯口咽、口腔；③伴随着同侧Ⅱa和Ⅱb区广泛转移，甚至融合，或者Ⅱa区淋巴结包膜外侵犯且横径≥2.5cm。

对于Ⅰa区，笔者建议：除非Ⅰa区已经存在病理证实的淋巴结转移，才考虑把Ⅰa作为CTV，否则Ⅰa区没有必要作为CTV。对于Ⅰb区，笔者建议选择性照射，照射的指征如下：①Ⅰb区已经存在淋巴结转移或者Ⅰb区转移淋巴结切除术后）；②颌下腺被原发肿瘤侵犯或者Ⅱa区淋巴结突破包膜直接侵犯颌下腺；③鼻咽原发肿瘤侵犯以Ⅰb区为首站淋巴引流区的解剖结构（如鼻腔前1/2、口腔），或者鼻咽原发肿瘤明显侵犯口咽侧壁、舌根；④仅Ⅱa区淋巴结转移，且横径≥2.5cm；⑤同侧Ⅱa区和Ⅱb区同时存在转移淋巴结，数目≥3个且Ⅱa淋巴结≥2.0cm，或者Ⅱa区和Ⅱb区转移淋巴结广泛转移、融合。关于Ⅰb区的勾画范围，有两个细节需要注意：①Ⅰb区前界是否要严格按照规定的边界来画；②颌下腺是否必须包含在CTV内。关于Ⅰb区前界的设定，笔者认为有必要分析淋巴引流方向，如果是从后向前逆流，那么Ⅰb区前界放在颌下腺前缘1cm就足够了（图9-1）；如果是从前向后顺流（鼻咽癌向前侵犯鼻腔超过1/2、原发于鼻腔前部的癌、口底癌等），那么Ⅰb区前界需要按照解剖边界来包全（图9-2）。关于颌下腺是否要勾画在Ⅰb区内，尽管淋巴结分区指南里把颌下腺归入Ⅰb区的范围内，但笔者并没有发现初诊鼻咽癌患者发生颌下腺内的淋巴结转移。因此，Ⅰb区照射时是否要把颌下腺包含在CTV内存在争议。笔者临床实践中把颌下腺包含在Ⅰb区CTV的指征如下：①Ⅱa区淋巴结突破包膜向前侵犯颌下腺；②鼻咽原发病灶明显侵犯了口咽侧壁或者舌根，然后向外侧继续侵犯（图9-3）。除此之外，笔者认为颌下腺没有必要包在CTV内。因为在人体静息状态下，颌下腺分泌的唾液量占60%～67%，而且富含黏液素，

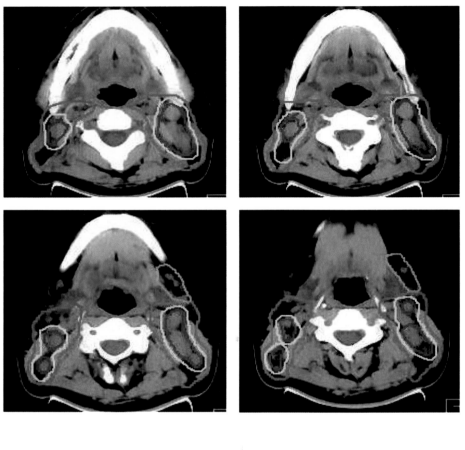

◀图9-1 初诊鼻咽癌左颈部Ⅱa区、Ⅱb区和Ⅲ区淋巴结转移，左侧Ⅰb有从后向前逆流转移风险，所以左侧Ⅰb区作为CTV2（橙色），但内侧不必包含颌下腺，前界在颌下腺前方1cm。不同颜色的线条分别表示如下：蓝色为GTV-ln，黄色为PTV-ln，粉红色为CTV1。右颈部虽然有淋巴结转移，但位于Ⅱb区和Ⅲ区，Ⅱa区（-），所以右侧Ⅰb区不作为CTV

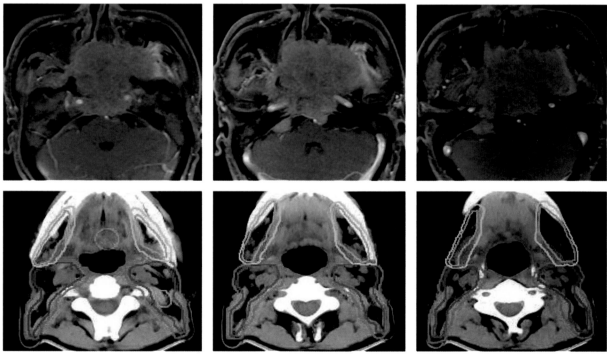

▲ 图9-2 初诊鼻咽癌向前侵犯双侧鼻腔1/2，双侧Ⅰb区均有从前向后转移风险，所以双侧Ⅰb区均作为CTV2（橙色），前界按照淋巴结分区指南共识的规定勾画，但内侧不必包含颌下腺。不同颜色的线条分别表示如下：蓝色为CTV1，粉红色为PTV1，橙色为CTV2，淡黄色为PTV2

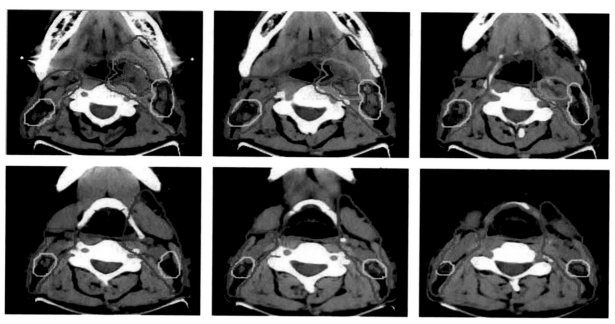

▲ 图 9-3 初诊鼻咽癌侵犯口咽左侧壁并继续向咽旁延伸,此时Ⅰb作为CTV勾画时要把左侧颌下腺包含,但前界设在颌下腺前方 1cm。不同颜色的线条分别表示如下:红色为 GTV-nx,绿色为 PTV-nx,蓝色为 GTV-ln,黄色为 PTV-ln,粉红色为 CTV1。右颈部虽然有淋巴结转移,但位于Ⅱb区和Ⅲ区,Ⅱa区(-),所以右侧Ⅰb区不作为 CTV

对减少口干有重要作用。因此,从理论上推测避开颌下腺会降低口干的发生率和严重程度。但临床实践中发现把颌下腺的中位受照射剂量控制在 39Gy 阈值内难以实现,即使Ⅰb区勾画时刻意避开颌下腺,由于 CTV 外扩 PTV 之后,大部分的颌下腺已经被包含在 PTV 之内了,加上放疗剂量分布的拖尾效应(低于处方剂量的降落梯度),如果处方剂量为 54Gy,那么病变侧颌下腺的中位受照射剂量都在 45Gy 以上。此外,照射过程中,颌下腺的体积会发生改变,笔者认为颌下腺真正的受照剂量与功能的关系需要深入研究。

二、Ⅱ区

对于Ⅱ区淋巴结的上界定义,不同的影像学分区之间存在分歧,Som 等 1999 年提出的颈淋巴结影像学分区规定Ⅱ区的上界是颅底,而颈部淋巴结分区指南共识无论是 2003 版还是 2013 更新版,都规定Ⅱ区淋巴结上界是第 1 颈椎(C_1)横突以下水平。但有必要指出,该分区的边界是针对 N_0 期的患者而言,对于淋巴结阳性的患者一定要慎重。针对口咽癌和下咽癌的回顾性研究显示,对于Ⅱ区有淋巴结转移的患者，颈部 CTV 上界如果仅仅勾画到 C_1 椎体横突水平会导致部分患者颅底水平复发，因此作者建议Ⅱ区淋巴结阳性的患者，勾画同侧Ⅱ区淋巴结 CTV 时上界要一直勾画到颅底颈静脉孔。2006 年发表的针对颈部淋巴结阳性和颈部淋巴结术后的靶区勾画建议中，作者建议Ⅱ区淋巴结阳性的患者，同侧颈部 CTV 的上界要向上延伸超过 C_1 横突，把茎突后间隙、腮腺深面、乳突深面都勾画至 CTV 范围内，一直延伸到颈内静脉出颅处。这也说明颈部淋巴结分区指南共识所规定的Ⅱ区淋巴结上界并不适合于所有患者。鼻咽癌是我国常见的头颈部肿瘤，而且＞95% 的病理类型是 WHO Ⅱ型（非角化癌），该类型很容易发生淋巴结转移；此外，鼻咽位于上消化呼吸道的最顶端，其淋巴引流起始的位置比口咽癌、口腔癌、喉癌和下咽癌更高，因此笔者认为有必要详细研究鼻咽癌的淋巴结转移分布规律，为精确放疗提供靶区勾画的临床依据。

笔者的研究显示，对于初治的鼻咽癌，Ⅱ区是淋巴结转移概率最高的区域；而且笔者重点分析了Ⅱ区淋巴结的最上界，2341 例Ⅱb区淋巴结转移患者中，有 607 例（25.9%）淋巴结上界超过了 RTOG 分区规定的 C_1 横突以下水平，其中 492 例（21%）淋巴结上界到达 C_1 椎体一半水平，115 例（4.9%）淋巴结

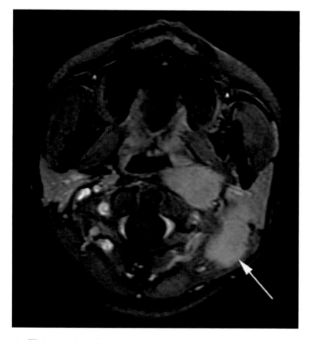 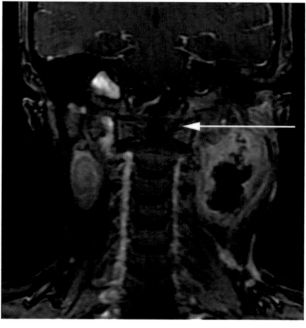

▲ 图 9-4 左颈部Ⅱ区淋巴结上界超出 C_1 横突水平，往上直达 C_1 上缘水平。左图为轴位 MRI，显示左颈部 C_1 水平的肿大淋巴结（箭）；右图为冠状位 MRI，显示左颈部淋巴结上界到达 C_1 上缘（箭）

上界插入到乳突深面直达颅底水平（图 9-4）；但没有孤立存在并超出范围的
Ⅱb 区淋巴结。1798 例有 Ⅱa 区转移淋巴结转移，通常位于颈动脉鞘的前方或
者外侧方，其上界均在 C_1 椎体横突以下的水平。此外，笔者在临床工作中随访
到 N_0 患者常规放疗数年后 C_1 水平淋巴结转移的病例，回顾当初的照射野设计，
发现 C_1 水平淋巴结转移部位恰好是照射野未包含的范围（图 9-5）。基于 N_0 期
患者常规放疗后淋巴结失败的位置以及初诊鼻咽癌淋巴结位置的 MRI 研究，笔
者更加坚持 Ⅱ 区淋巴结的上界应该从 C_1 上缘开始。

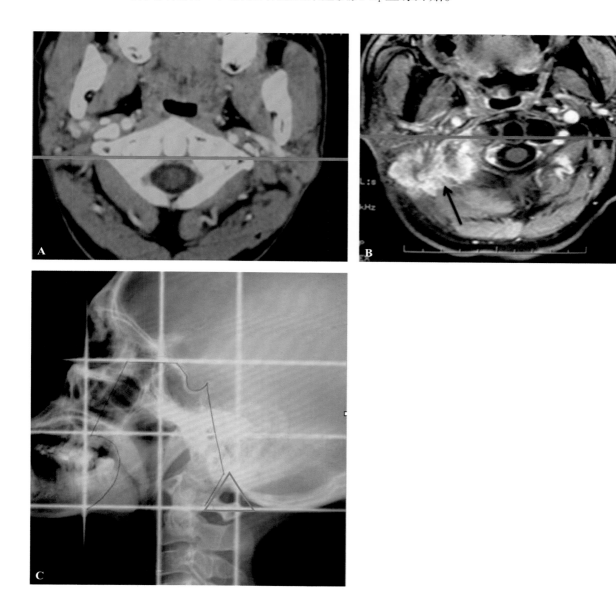

▲ 图 9-5　T_1N_0 期鼻咽癌患者常规放疗后 5 年，右颈部 C_1 水平淋巴结转移。最初的照射野采用耳前野＋颈部切线野（C），
照射野衔接处为 C_1 和 C_2 椎间盘水平，耳前野的后界是椎管前缘，红色三角形区域是为了避开脊髓而未照射的区域。A. 放
疗前 C_1 水平的 CT 图像，红色水平线表示耳前野的后界；B. 放疗后 5 年 C_1 水平的 MRI 图像，可见淋巴结转移（黑箭），
红色水平线表示最初照射时耳前野的后界

关于Ⅱa区淋巴结外侧界，2003版的分区指南里文字描述该区外侧界是腮腺深叶以及胸锁乳突肌内缘，但是在腮腺下极消失以后的层面，颌下腺后缘与胸锁乳突肌之间存在较大的间隙，图谱里面显示Ⅱa外侧界是颈阔肌，但是缺少了相应的文字描述；2013版的分区更新指南里，不仅图谱明确显示Ⅱa外侧界是腮腺深叶以及胸锁乳突肌内缘、颈阔肌，而且文字描述也相应增加了颈阔肌内缘（图9-6）。复旦大学附属肿瘤医院的资料显示60%以上的鼻咽癌Ⅱa淋巴结转移位于颈动脉鞘外侧、颌下腺后缘、胸锁乳突肌前缘和颈阔肌内缘之间（图9-7）。因此要特别强调即使对于Ⅱa淋巴结阴性的患者，在腮腺消失后的横断位CT图像上Ⅱa区在颌下腺后缘与胸锁乳突肌前缘之间一定要向外拐出，外

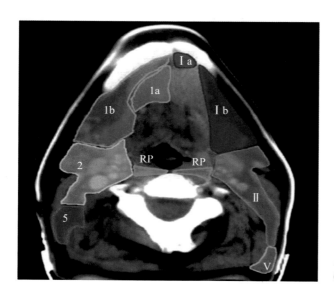

◀ 图9-6 Ⅱa区（黄色和橙色阴影）外侧界图示，颌下腺后缘与胸锁乳突肌前缘之间向外拐出，到颈阔肌
（图片引自 Radiother Oncol，2003，69:227-236.）

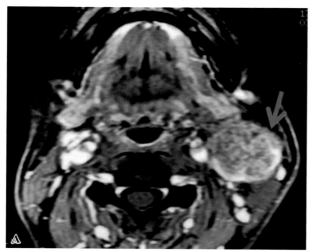
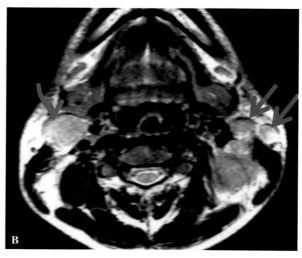

▲ 图9-7 A图为鼻咽癌Ⅱa区淋巴结转移常见位置示意图（红箭）。转移淋巴结位于颈动脉鞘外侧、颌下腺后缘、胸锁乳突肌前缘、颈阔肌内缘之间。B图中左颈部Ⅱa区有2枚转移淋巴结

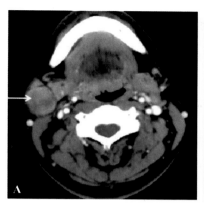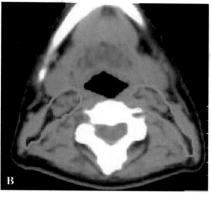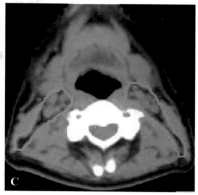

▲ 图 9-8　鼻咽癌 IMRT 技术治疗后 3 年，右颈部淋巴结转移，位于右颈部颈动脉鞘外侧、颌下腺后缘、胸锁乳突肌前缘和颈阔肌之间（A，白箭），回顾当初的靶区设计情况（B 和 C，绿线），可见右颈部淋巴结失败位置恰好是靶区遗漏的位置

侧界画到颈阔肌，否则有失败的风险（图 9-8）。

　　对于Ⅱ区，无论淋巴结的状态如何，初诊的鼻咽癌都必须常规把Ⅱa和Ⅱb作为 CTV 进行勾画。笔者建议Ⅱ区上界要和咽后、茎突后间隙、腮腺深面、乳突深面无缝衔接，一直向上延伸到颈内静脉出颅处（图 9-9）；Ⅱa区外侧界要按照淋巴结分区共识指南图谱显示的范围来勾画，即腮腺下极消失后，Ⅱa区在颌下腺后缘和胸锁乳突肌之间要向外拐出，画到颈阔肌。至于预防照射的剂量，不同的治疗中心之间存在差异，总的剂量范围是 54～60Gy。

三、Ⅲ区

　　尽管从解剖位置上讲Ⅱ区和Ⅲ区淋巴结都属于颈静脉链淋巴结，但是颈部淋巴结国际分区指南共识里以颈内静脉后缘为界把Ⅱ区亚分为Ⅱa区和Ⅱb区，而Ⅲ区就没有类似的划分。笔者建议同样以颈内静脉后缘为界，把Ⅲ区划分为颈内静脉前方的Ⅲa区以及颈内静脉后方的Ⅲb。笔者多年的临床经验发现头颈部常见恶性肿瘤中，甲状腺癌、喉癌、下咽癌Ⅲa区淋巴结转移多见，其次是口咽癌和口腔癌，而鼻咽癌虽然总体上Ⅲ区淋巴结也容易转移，转移概率仅低于Ⅱ区和咽后，但转移淋巴结的位置绝大多数位于Ⅲb区，而Ⅲa区淋巴结转移却很少见。笔者观察了 3100 例初诊的鼻咽癌，1184 例有Ⅲ区淋巴结转移，但 1151 例（97.2%）位于颈动脉鞘后方或者外侧方，只有 33 例（2.8%）位于颈动脉鞘前方（图 9-10），但都不是孤立存在的，这 33 例患者均伴随着同侧Ⅱa区淋巴结转移

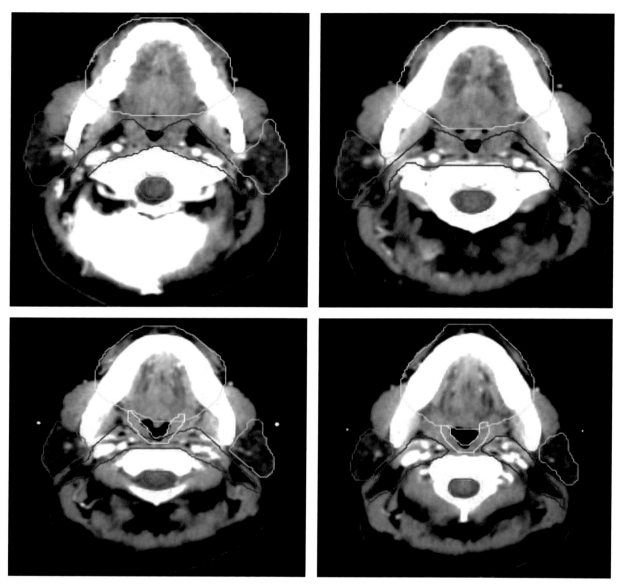

▲ 图 9-9　初治鼻咽癌Ⅱ区淋巴结勾画（蓝线）节选图，Ⅱ区上界和咽后、茎突后间隙、腮腺深面、乳突深面无缝衔接，形成整体靶区

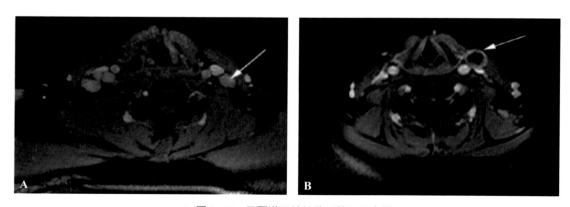

▲ 图 9-10　Ⅲ区淋巴结转移（箭）示意图
A. 淋巴结位于颈动脉鞘后外方（Ⅲb区）；B. 淋巴结位于颈动脉鞘前方（Ⅲa区）

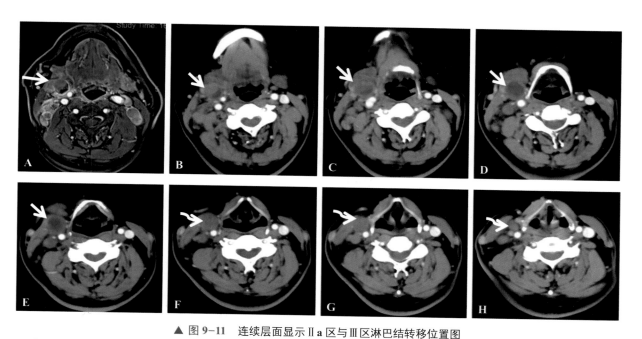

▲ 图 9-11　连续层面显示Ⅱa区与Ⅲ区淋巴结转移位置图

A 至 D. 显示右颈部Ⅱa区淋巴结转移（白箭）；E. CT 显示右颈部Ⅱa区淋巴结（白箭）F 至 H. CT 显示位于右侧颈动脉鞘前方的Ⅲa区淋巴结（白弯箭）

（图 9-11）或者Ⅰb区淋巴结转移，推测是Ⅱa或者Ⅰb淋巴结继续向下引流导致，但没有发现孤立存在于Ⅲa区的转移淋巴结。

最近几年来，有个别学者从保护颈内动脉、喉与甲状腺的角度出发，尝试Ⅲ区淋巴结范围从颈内动脉后缘开始勾画，而颈内动脉前方的间隙省略，笔者认为需要慎重对待。复旦大学附属肿瘤医院的常规做法如下：当Ⅲa区存在转移淋巴结时，Ⅲ区淋巴结前界一定要超出指南共识推荐的范围，画到胸骨舌骨肌后缘（图 9-12）；当Ⅱa区或者Ⅰb区存在转移淋巴结时，Ⅲ区前界要按照指南共识推荐的范围，画到胸锁乳突肌前缘；当Ⅱa区和Ⅰb区无淋巴结转移时，则Ⅲ区前界包含颈动脉鞘前界可见的脂肪间隙即可（图 9-12），不一定要严格按照指南来勾画到胸锁乳突肌前缘。

四、Ⅳ区

复旦大学附属肿瘤医院大样本的初诊鼻咽癌资料显示，Ⅳ区淋巴结转移比例为 13.1%，但全部位于颈动脉鞘的后方或者外侧方，没有位于颈动脉鞘前方的淋巴结。而且绝大部分位于Ⅳa区，只有 28 例（8%）淋巴结位于Ⅳb区，但

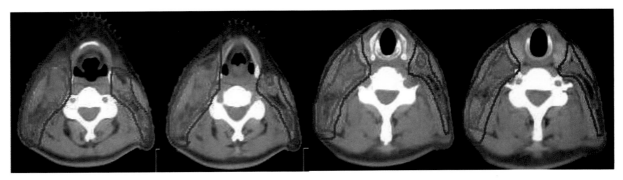

▲ 图 9-12　鼻咽癌双颈部广泛淋巴结转移诱导化疗后的靶区勾画节选图

诱导化疗前双颈部Ⅱa区、Ⅱb区、Ⅲa区和Ⅲb区均有淋巴结转移。粉红色为GTV-ln，蓝色为CTV1。因为双侧Ⅲa均有淋巴结转移，所以Ⅲ区前界勾画时均超过指南共识规定的胸锁乳突肌前缘（详见第10章的典型病例6）

这28例患者Ⅳb区淋巴结并不是孤立存在的，都是同时伴随着Ⅳa区以及其他区域淋巴结肿大甚至融合，淋巴结总数目均≥6个。但最近也遇到了2例同侧颈部淋巴结弥漫性转移的病例，除了Ⅳ区颈动脉鞘后外方有多个淋巴结之外，Ⅲ区和Ⅳ区颈动脉鞘前方也都有淋巴结。纵观国际范围内鼻咽癌颈部CTV的勾画范围，Ⅳ区差异最大，主要差异在Ⅳ区前界和Ⅳ区下界。笔者的临床实践如下：关于前界，当Ⅲa有淋巴结时，Ⅳa前界定义为胸锁乳突肌前缘，而Ⅳb前界只包含颈动脉鞘前方可见的脂肪间隙（图9-13），不必严格按照指南共识的规定画到胸锁乳突肌前缘；当Ⅲa无淋巴结转移时，Ⅳa前界只包含颈动脉鞘前方可见的脂肪间隙，不必严格按照指南共识的规定画到胸锁乳突肌前缘。关于下界，当转移淋巴结位于Ⅱ区或者Ⅴa区时，淋巴结CTV下界包含Ⅳa即可，Ⅳb省略；当Ⅲ区、Ⅳa或者Ⅴc有转移淋巴结时，淋巴结CTV下界要包含Ⅳb区。

五、Ⅴ区

2013版美国肿瘤放射治疗协会（RTOG）分区规定Ⅴ区淋巴结上界为舌骨体上缘、后界为斜方肌前缘、下界为锁骨，并以环状软骨和颈横静脉为界细分为Ⅴa区、Ⅴb区和Ⅴc区，必须强调，这个边界仅限于N_0期头颈部肿瘤。对于Ⅴ区淋巴结（＋）的患者一定要个体化对待。笔者分析了3100例初诊鼻咽癌，发现三个亚区淋巴结转移概率分别为21.5%、15.6%和1.8%；由于分区规定Ⅴ区后界为斜方肌前缘的水平线，斜方肌前缘之后与肩胛提肌之间的不规则

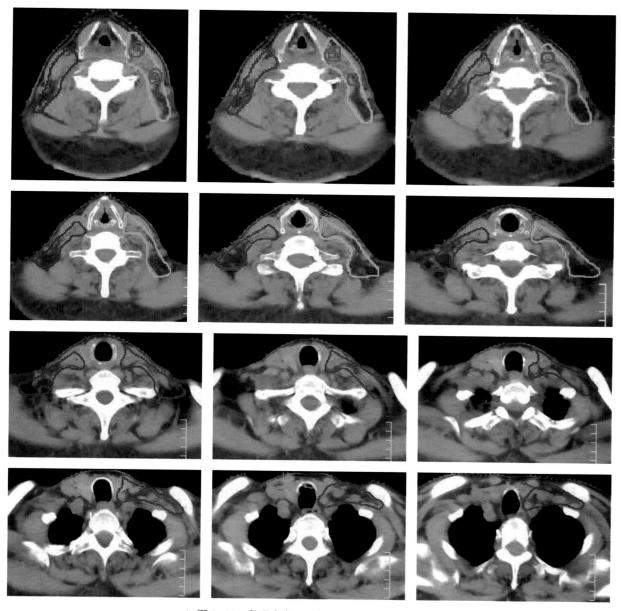

▲ 图 9-13 鼻咽癌中下颈部 CTV 勾画范围示意图

该患者右颈部淋巴结阴性，所以右颈部淋巴结 CTV 不必包含Ⅳ区和Ⅴb 区；左颈部Ⅱa、Ⅱb、Ⅲa 和Ⅲb 均有转移淋巴结，图中显示的是诱导化疗后的范围。红色表示 GTV-ln，粉红色表示 PTV-ln，天蓝色为 CTV1，深蓝色为 CTV2。左侧Ⅲa 有转移淋巴结，所以左侧Ⅲ区 CTV 前界超出胸锁乳突肌前缘，左侧Ⅳ区 CTV 前界为胸锁乳突肌前缘，而左侧Ⅳb 区 CTV 前界只包含颈动脉鞘前方可见的脂肪缝隙

三角区域并不属于Ⅴ区，笔者的研究显示这个不规则三角区也存在淋巴结转移的可能性，35 例（3%）患者存在该区域淋巴结肿大，但都不是孤立存在的，这些患者同侧Ⅴ区都存在多发的肿大淋巴结（数目≥3 个），同时伴随同侧其他区域的淋巴结转移（图 9-14）。笔者推荐个体化勾画这个间隙，当这个间隙已经

存在转移淋巴结或者当Ⅴ区淋巴结数目≥3个，颈部CTV勾画时Ⅴ区的后界要常规后延，把这个间隙包含在CTV内（详见第10章病例6），除此之外，CTV勾画时可以按照国际指南的规定把Ⅴ区后界放在斜方肌前缘（图9-13）。另外，笔者强调，当Ⅴc区淋巴结肿大时，一定要特别留意同侧腋下是否存在肿大淋巴结。

六、Ⅵ区

笔者分析了3100例初治鼻咽癌淋巴结转移的分布位置，并未发现Ⅵ区有淋巴结转移，所以笔者在临床实践中不把Ⅵ区作为鼻咽癌颈部CTV，除非Ⅵ区已经存在影像学定义的转移淋巴结。

七、Ⅶ区

2013年更新版的RTOG分区把咽后区定义为Ⅶa区，众所周知，咽后淋巴结是鼻咽癌常见的转移部位，甚至有的学者认为咽后区是鼻咽癌的前哨淋巴结，因此无论是否存在转移，咽后区域必须常规包含在照射范围内。由于咽后淋巴结分为外侧组和中央组，国内外多数肿瘤治疗中心把外侧组和中央组咽后淋巴结都包含在照射区域内，导致咽上缩肌和咽中缩肌受到高剂量的照射（图9-15和图9-16），该区域黏膜炎的发生率较高，吞咽疼痛明显，严重影响放疗过程

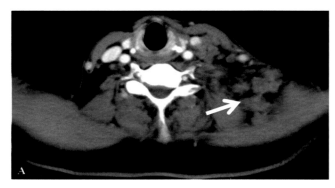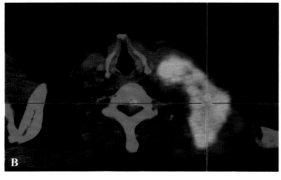

▲ 图9-14 初诊鼻咽癌左颈部广泛淋巴结转移，甚至融合，其中多枚淋巴结位于斜方肌前缘的水平线后方，位于斜方肌与肩胛提肌之间的间隙（A，白箭），B图为PET-CT图像，显示左颈部Ⅲ和Ⅴ区数枚淋巴结转移、融合，Ⅴ区淋巴结后界超出斜方肌前缘

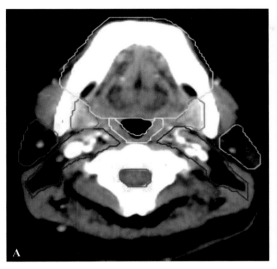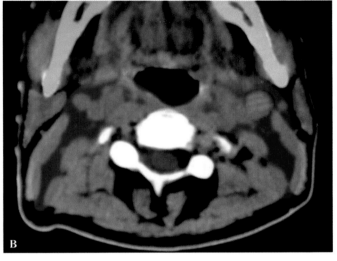

▲ 图 9-15　对比显示中央组咽后淋巴结是否作为 CTV 的示意图

A. 复旦大学附属肿瘤医院和复旦大学附属眼耳鼻喉科医院的勾画方式，蓝线表示 CTV，在口咽层面左右分开，中央组咽后淋巴结不画入 CTV 范围，咽缩肌作为 OAR 勾画，予以保护；B. 国际上有些肿瘤中心的勾画方式，蓝色阴影表示 CTV，把中央组咽后淋巴结包含在内，无法避开咽缩肌

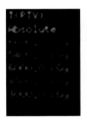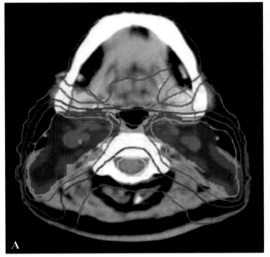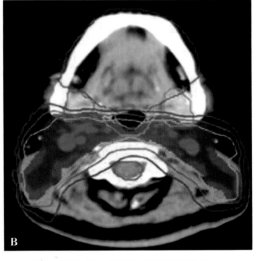

▲ 图 9-16　同一鼻咽癌患者中央组咽后淋巴结不作为 CTV（A）和作为 CTV（B）等剂量线分布示意图

A 图可见咽缩肌（橙色线）的受照射剂量明显低于 B 图，放疗过程中口咽部位黏膜反应及吞咽疼痛的严重程度下降

中的营养摄入，导致体重下降，放疗的摆位误差增大，可能影响放疗效果。笔者的研究发现，中央组咽后淋巴结转移的概率很低，2012 例具有咽后淋巴结转移的患者中，只有 6 例（0.2%）患者存在中央组咽后淋巴结肿大，而且该 6 例同时伴有外侧组以及其他区域的淋巴结转移。外侧组咽后淋巴结均位于颅底颈静脉孔至舌骨体之间，可以 1～3 个水平排列，也可以 1～4 个纵行排列（图9-17）；但中央组咽后淋巴结只有 1 个，最大径均小于 1.5cm，位于 C_2 或 C_3 颈

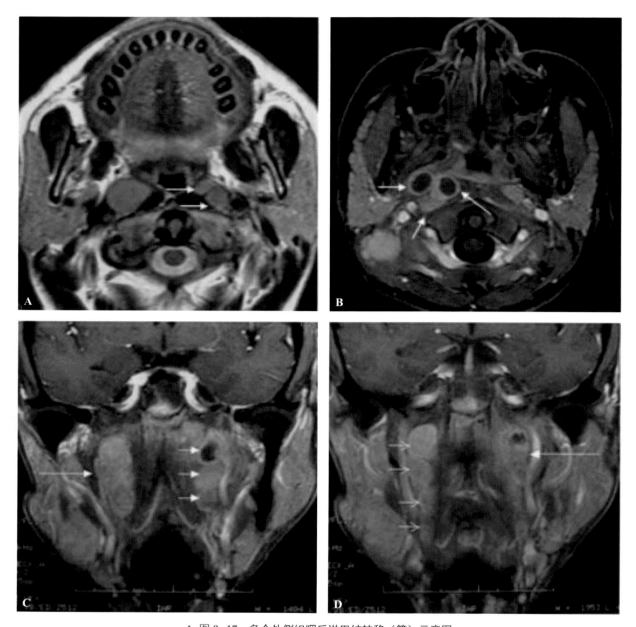

▲ 图 9-17　多个外侧组咽后淋巴结转移（箭）示意图

A. 左侧咽后 2 个淋巴结水平分布；B. 右侧咽后 3 个淋巴结水平分布；C. 左侧咽后 3 个淋巴结纵向排列；D. 右侧咽后 4 个淋巴结纵向排列

椎水平（图 9-18）。基于这一发现，笔者认为中央组咽后淋巴结区域可以不必常规包含在照射范围内，这样便有可能减少咽上缩肌和咽中缩肌的照射容积和照射剂量，使黏膜炎和吞咽疼痛的严重程度下降。

　　以往的分区中都没有特别提及茎突后间隙，但在新版的淋巴结分区中把茎突后间隙定义为Ⅶb区，总共 178 例患者（6.6%）该间隙内有肿块占据（图 9-19），但根据 MRI 判断，其中 69 例患者茎突后间隙的肿块与鼻咽原发肿

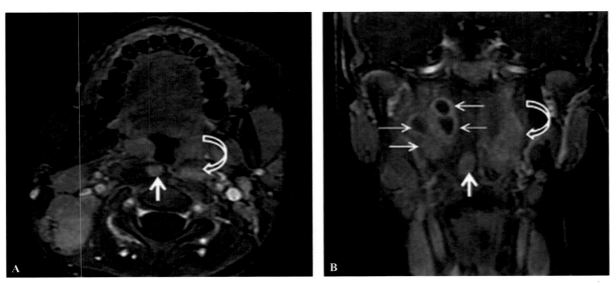

▲ 图 9-18　外侧组咽后淋巴结转移（A，空心弯箭），其中右侧是 4 个（B，4 个细直箭）同时伴有中央组咽后淋巴结转移（粗箭）

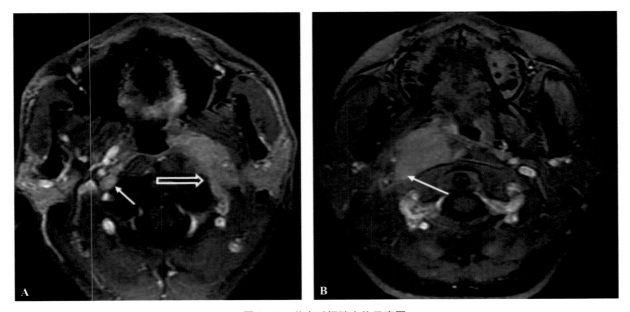

▲ 图 9-19　茎突后间隙占位示意图

A. 右侧茎突后间隙内的转移淋巴结（白箭），左侧茎突后间隙肿块与鼻咽原发肿瘤紧密相连，无分界（空心箭）；B. 右侧茎突后间隙肿块与咽后淋巴结紧密相连，无分界（白箭）

瘤是紧密相连的，没有明显分界；78 例患者茎突后间隙的肿块与咽后淋巴结密切相连，没有分界；31 例患者茎突后间隙的淋巴结独立存在。在常规二维计划放疗时代，有文献报道茎突后间隙占位影响预后；但在 IMRT 时代，该区域的肿瘤存在对预后是否影响还不清楚。李坊铭等分析了 120 例复发鼻咽癌的位置，发现在传统放疗技术、常规放疗技术、三维放疗技术治疗后单纯颈动脉鞘区失败的比例分别为 52.5%、32.4% 和 16.7%；颅底和颈动脉鞘区同时失败的比例分别为 17.5%、10.8% 和 16.7%；李嘉欣等报道了 337 例复发鼻咽癌的临床特征，发现颈动脉鞘区的复发率高达 32.3%（109/337）。鉴于颈动脉鞘区如此高的失败比例，笔者推荐无论淋巴结状态如何，初诊的鼻咽癌都应该把茎突后间隙作为 CTV 预防照射，与咽后区、咽旁、腮腺深面、乳突深面形成无缝衔接（图 9-20），兼顾肿瘤局部区域控制率和毒性反应，该区域预防照射的剂量要个体化，剂量范围为 50～60Gy。

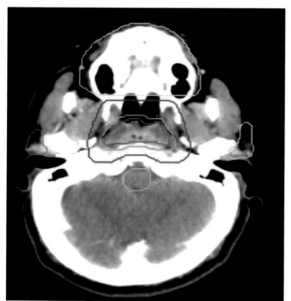
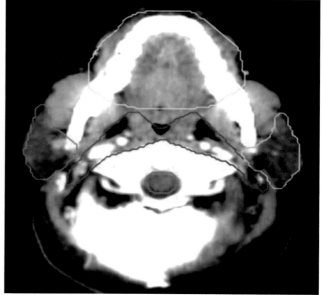

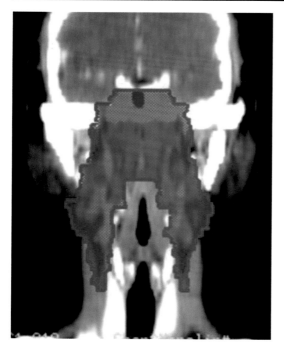

▲ 图 9-20　C₁ 水平的 CTV（蓝线）勾画示意图

Ⅶa 区和Ⅶb 区、腮腺深面、乳突内侧均画入 CTV，与鼻咽原发病灶的 CTV 形成整体靶区，无缝衔接

八、Ⅷ区

对于初诊的鼻咽癌，复旦大学附属肿瘤医院的大样本（3100 例）数据显示Ⅷ区淋巴结转移的比例较低，仅占 2.0%；在 53 例Ⅷ区淋巴结转移的患者中（图 9-21），40 例淋巴结位于腮腺内（图 9-22），13 例淋巴结位于腮腺周围，均伴有同侧颈部广泛的淋巴结转移（尤其是Ⅱ区），没有孤立存在于该区的肿大淋巴结。考虑为同侧颈部淋巴结广泛转移导致淋巴主干正常的下行引流途径受阻，通过Ⅱ区和Ⅷ区之间的淋巴侧支循环转移到腮腺区。

对于治疗后常规随访的鼻咽癌，笔者在临床工作中也确实偶尔遇到 IMRT 技术放疗后Ⅷ区淋巴结孤立性失败的病例（具体比例无法计算，总共 16 例）；其中 13 例是放疗前Ⅷ区就有淋巴结转移，但靶区设计时仅仅勾画了Ⅷ区内可见淋巴结 GTV 并外放 PTV，并没有对同侧整个Ⅷ区作为 CTV 进行预防照射，治疗后随访发现同侧Ⅷ区再次出现转移淋巴结（图 9-23）；笔者亲自治疗的初诊Ⅷ区内存在淋巴结转移的患者，靶区设计时除了勾画Ⅷ区可见淋巴结 GTV，对受累及的整个Ⅷ区都勾画出来作为 CTV 给予预防照射，随访至今未发现同侧Ⅷ区再次失败的病例；还有 3 例是初诊时Ⅷ区内并没有转移淋巴结，靶区设计时

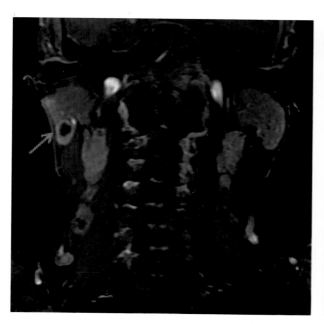
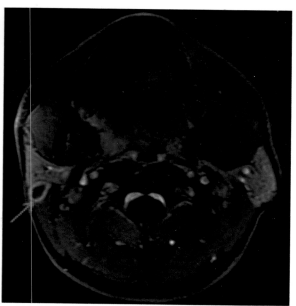

▲ 图 9-21 初诊鼻咽癌Ⅷ区淋巴结转移（红箭）典型代表图

该患者是 56 岁男性，MRI 显示双颈部多发肿大淋巴结，其中右颈部Ⅱa、Ⅱb、Ⅲ、Ⅴa、Ⅴb 区数枚淋巴结转移，部分融合，右侧Ⅷ区淋巴结（位于腮腺后方和胸锁乳突肌之间）转移

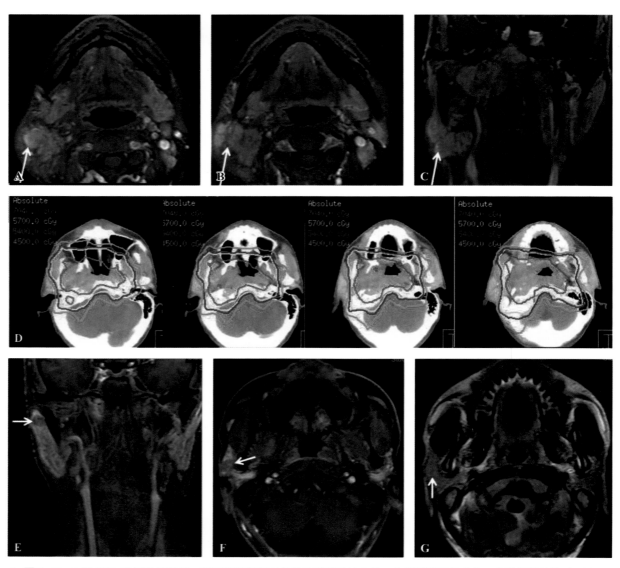

▲ 图 9-22　1 例 T_4N_2 的初诊鼻咽癌，除了双侧颈部有多发转移淋巴结之外，右侧腮腺下极也有一个淋巴结转移（A 至 C，白箭），TP 方案诱导化疗 2 周期后进行 IMRT 技术根治性放疗，放疗同期联合顺铂单药化疗。节选的剂量分布图显示右侧腮腺并没有整体作为 CTV，45Gy 的等剂量线（D，绿线）避开了右侧腮腺上极。放疗结束后 21 个月的随访 MRI 显示右侧腮腺上极淋巴结肿大（E 至 G，白箭），手术切除证实鼻咽癌腮腺上极淋巴结转移

CTV 按照治疗指南不必包含Ⅷ区，但治疗后随访中发现Ⅷ区失败的个别例子。也有一部分是由于Ⅱ区淋巴结放疗后失败（包括残留和复发）进行淋巴结清扫术后，同侧Ⅷ区后期发生淋巴结转移的病例。

对于腮腺原发的淋巴上皮癌：虽然属于罕见癌种，笔者在此提及该病之目的是为了说明Ⅱ区和Ⅷ区之间的淋巴引流网。腮腺原发的淋巴上皮癌（lymphoepithelioma-like carcinoma，LELC）和鼻咽非角化癌在病理显微镜下的形态学表现基本一致，而且也是和 EB 病毒感染密切相关，分子病理同样显示

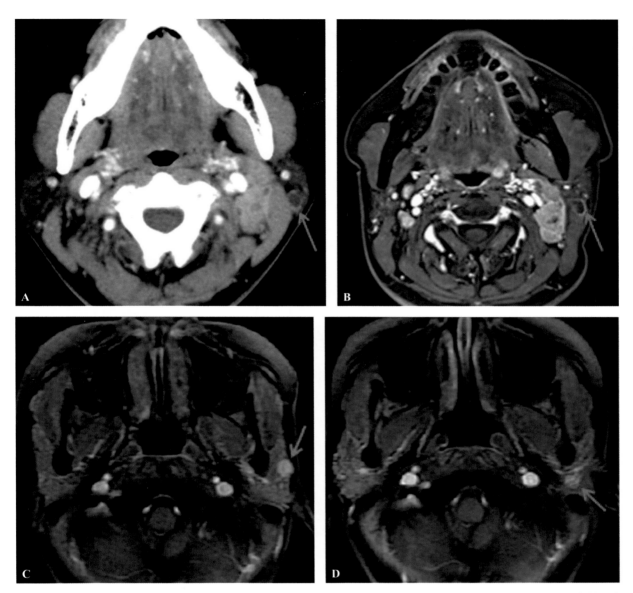

▲ 图 9-23　鼻咽癌左侧腮腺淋巴结转移病例，初诊时轴位 CT（A）及 MRI（B）均显示左颈部 II a 区和 II b 区多个淋巴结转移并且融合，左侧腮腺单个淋巴结转移（红箭）。接受了 TP 方案诱导化疗 2 周期，随后进行 IMRT 技术放疗，其中左侧腮腺只勾画了肿大淋巴结并给予 66Gy 照射，但并没有把左侧整个腮腺设为 CTV。2 年后随访发现左侧腮腺再次发生淋巴结转移（C，红箭），外科手术进行肿块扩大切除术，术后病理提示鼻咽癌左侧腮腺转移。11 个月以后随访再次发现左侧腮腺淋巴结转移（D，红箭）

EBER（+），因此确诊腮腺原发 LELC 的前提条件是排除鼻咽癌转移到腮腺。笔者曾经系统回顾了 72 例腮腺原发 LELC 淋巴结转移分布规律，发现该病淋巴结转移率高达 58.3%，其中最常见的淋巴结转移部位是腮腺内（88.1%）和 II 区（80.1%），淋巴结转移示意图，见图 9-24。这充分说明：腮腺内部固有的淋巴引流网丰富；II 区和腮腺区之间也存在淋巴引流网。

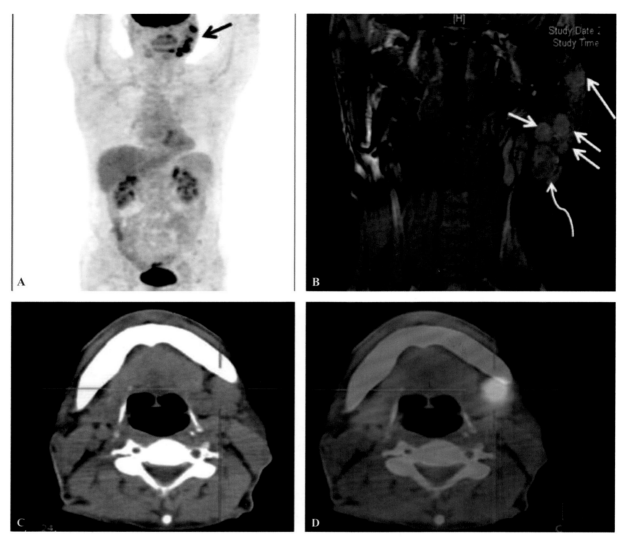

▲ 图 9-24　左侧腮腺原发淋巴上皮癌的淋巴结转移分布，图中显示左侧腮腺内和腮腺下方多发肿大淋巴结，左侧 II 区和 I b 区淋巴结肿大

　　临床启发：结合初诊鼻咽癌淋巴结转移的分布规律，治疗后腮腺区淋巴结失败的情况，腮腺 LELC 淋巴结转移的分布规律，笔者认为，一旦发生腮腺淋巴结转移，无论单个还是多个，说明腮腺内以及 II 区与腮腺之间的淋巴侧支循环网已经建立，该区域内的淋巴引流网内都可能存在癌细胞。

　　对于VIII区淋巴结 CTV 的勾画建议是，对于VIII区无淋巴结转移的初诊鼻咽癌，靶区设计时 CTV 没有必要包含VIII区，尤其对 N_0 期患者要特别强调腮腺的剂量限制，以充分保护腮腺的功能，减少口干的发生率和严重程度；但对于 II 区淋巴结广泛转移的病例，尽管同侧腮腺不必作为 CTV 勾画，但是设计 IMRT 计划时不要刻意强调同侧腮腺的剂量限制；对于VIII区有淋巴结转移的初诊鼻咽癌，无论Ⅷ区的转移淋巴结是单发还是多发，靶区设计时除了勾画Ⅷ区内可见淋巴结的 GTV 和 CTV，建议根治性放疗的患者把同侧整个Ⅷ区勾画出来作为 CTV（详见书中的靶区勾画病例展示），给予预防照射。

鉴于患侧整个腮腺照射对于腮腺功能的影响较大，因此对于腮腺内淋巴结是否转移的临床诊断尤其要慎重，一定要充分结合影像学特征、诱导化疗前后淋巴结的变化、甚至穿刺病理结果综合考虑，不可贸然决定；此外，确定放疗计划前，要充分告知患者和（或）家属治疗相关的获益和毒性反应。

九、Ⅸ区

复旦大学附属肿瘤医院大样本（3100 例）的初治鼻咽癌仅仅发现 2 例Ⅸ区淋巴结转移病例，因此临床实践中不把Ⅸ区常规作为初治鼻咽癌的 CTV，除非该区已经存在转移淋巴结。

十、Ⅹ区

总体而言，Ⅹ区淋巴结转移的概率很低，笔者分析了 3100 例鼻咽癌，仅仅发现 12 例患者存在Ⅹb 区淋巴结转移，共性是同侧颈部广泛淋巴结转移，尤其是同侧Ⅱb 区和Ⅴa 区多发淋巴结转移。笔者推荐Ⅱb 区和Ⅴa 区淋巴结广泛转移时，同侧颈部 CTV 的范围可以适当包含下半部的Ⅹb 区。

需要强调指出的是，以上总结出来的淋巴结转移分布规律是根据没有接受治疗的患者群总结出来的，对于接受了颈部不规则手术，或者局部反复扎针刺激，或者局部反复拔毒（膏药敷贴、拔火罐）刺激的患者并不适合，这三种情况下，由于淋巴引流的正常途径受到干扰破坏，淋巴结的转移会表现出随机性，勾画淋巴结靶区时要具体情况具体分析，讲究个体化。此外，颈部淋巴结分区指南共识所建议的边界是针对 N_0 期患者而言，对于 N（+）的患者，不能机械性的挪用，应该根据转移淋巴结的数目、具体位置、是否存在包膜外侵犯、是否存在邻近的周围结构侵犯等因素综合考虑各区淋巴结的勾画边界。

（王孝深）

参 考 文 献

[1] Grégoire V, Levendag P, Ang KK, et al. CT–based delineation of lymph node levels and related CTVs in the node–negative neck: DAHANCA, EORTC, GORTEC, NCIC, RTOG consensus guidelines[J]. Radiother Oncol, 2003, 69(3):227–236.

[2] Grégoire V, Ang K, Budach W, et al. Delineation of the neck node levels for head and neck tumors:A 2013 update. DAHANCA, EORTC, HKNPCSG, NCIC CTG, NCRI, RTOG, TROG consensus guidelines[J]. Radiother Oncol, 2014, 110(1):172–181.

[3] 王孝深，胡超苏，吴永如，等 . 218 例鼻咽癌颈淋巴结转移规律的影像学分析 [J]. 癌症，2004, 23(9):1056-1059.

[4] 王孝深，胡超苏，吴永如，等 . 鼻咽癌颈淋巴结转移 1999 年影像学分区方法的局限性 [J]. 中华放射肿瘤学杂志，2005, 14(4):265–268.

[5] 王孝深，胡超苏，阎超，等 . 鼻咽癌颈淋巴结 Som 分区和 RTOG 分区的比较 [J]. 中华肿瘤防治杂志，2007, 14(1):51–53.

[6] 王孝深，胡超苏，应红梅，等 . 建立鼻咽癌调强放射治疗靶区勾画指南的必要性 [J]. 肿瘤预防与治疗，2008, 21(1):44–48.

[7] 王孝深，胡超苏，应红梅 . 基于 MRI 的 3100 例鼻咽癌淋巴结转移规律分析 [J]. 中华放射肿瘤学杂志，2014, 23(4):331–335.

[8] Wang X, Li L, Hu C, et al.Patterns of level II node metastasis in nasopharyngeal carcinoma[J]. Radiother Oncol, 2008, 89(1):28–32.

[9] Wang XS, Hu CS, Ying HM, et al. Patterns of retropharyngeal node metastasis in nasopharyngeal carcinoma [J]. Int J Radiat Oncol Biol Phys, 2009, 73(1):194–201.

[10] Wang X, Hu C, Eisbruch A.Organ–sparing radiation therapy for head and neck cancer[J]. Nat Rev Clin Oncol, 2011, 8(11):639–648.

[11] Wang X, Hu C, Ying H, et al. Patterns of lymph node metastasis from nasopharyngeal carcinoma based on the 2013 updated consensus guidelines for neck node levels[J]. Radiother Oncol, 2015, 115(1):41–45.

[12] Wang XS, Hu CS, Ying HM, et al. Study of the medial group retropharyngeal node metastasis from nasopharyngeal carcinoma based on 3100 newly diagnosed cases[J]. Oral Oncol, 2014, 50(11):1109–1113.

[13] Yin L, Huang X, Liu X, et al.Distribution of lymph node metastasis from lymphoepithelial–like carcinoma of the parotid[J]. Oncotarget, 2016, 8(49): 84841–84846.

[14] 李坊铭，罗伟，孙颖，等 . 鼻咽癌不同外照射设野放疗后局部区域复发部位的分析 [J]. 肿瘤学杂志，2006, 12(4):288–292.

[15] 李嘉欣，卢泰祥，黄莹，等 . 337 例复发鼻咽癌患者的临床特征 [J]. 癌症，2010, 29(1):82–86.

第 10 章　鼻咽癌精确放疗诊治思路与靶区勾画实例

病例 1　T_1N_0 鼻咽癌靶区勾画展示

【基本情况】

42 岁男性，医务工作者，因间断性回涕带血丝 1 周就诊于自身就职的医院，电子鼻咽镜检查发现鼻咽顶壁黄豆粒大小的隆起结节，表面黏膜充血，直接实行了内镜下黏膜结节切除术，术后病理；鼻咽顶非角化癌，未分化型，EBER（＋），基底切缘未见正常组织。为求进一步治疗来我院。经过我院病理会诊和系统的影像学检查，确诊为鼻咽非角化癌（$T_1N_0M_0$，I 期）。

【诊疗思路与治疗经过】

尽管该病例已接受了肿瘤切除，但基底切缘阳性，需要勾画 GTV，结合临床病史及术后的 MRI，确定为临床 I 期。I 期鼻咽癌是可以治愈的，单纯放疗即可，采用 IMRT 技术，既要保证肿瘤的局部区域控制，又要充分保护危及器官，保证患者的生活质量。靶区勾画详见图 10-1。

【治疗转归】

该患者已经无瘤、无并发症存活 6 年，正常工作和生活，患者对目前的生活质量非常满意。

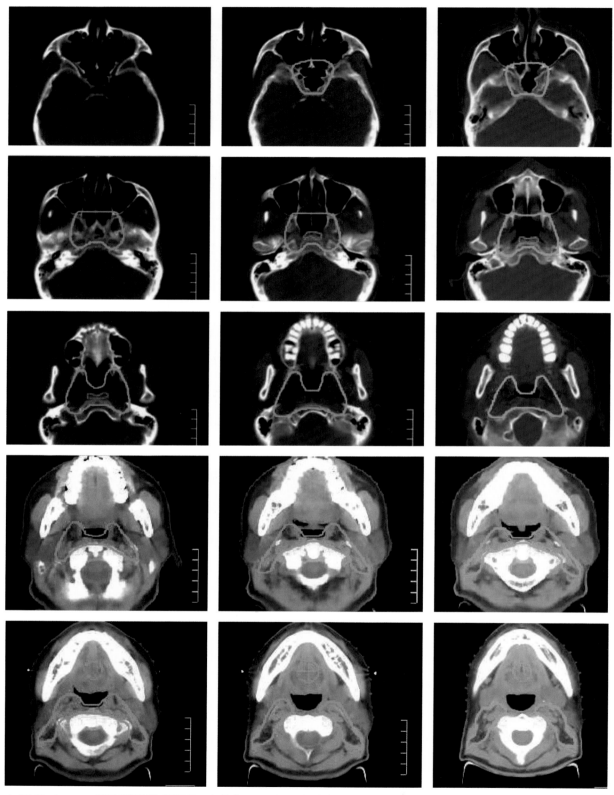

▲ 图 10-1　T_1N_0 鼻咽癌靶区勾画展示，红线为 GTV-nx，绿线为 CTV1（鼻咽原发肿瘤周围的高危亚临床病灶和双侧咽后、咽旁间隙、茎突后间隙、Ⅱa 和 Ⅱb 高危淋巴引流区，形成整体靶区，无缝衔接）；蓝线为 CTV2（低危淋巴引流区，包含双侧Ⅲ区和Ⅴa区）。外扩 3mm 后分别形成 PTV-nx（照射 66Gy/30Fx），PTV1（照射 57Gy/30Fx），PTV2（照射 54Gy/30Fx）

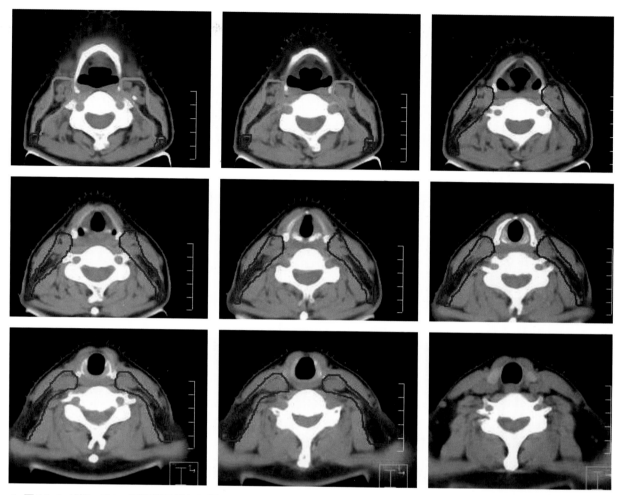

▲ 图 10-1（续）　T_1N_0 鼻咽癌靶区勾画展示，红线为 GTV-nx，绿线为 CTV1（鼻咽原发肿瘤周围的高危亚临床病灶和双侧咽后、咽旁间隙、茎突后间隙、Ⅱa 和 Ⅱb 高危淋巴引流区，形成整体靶区，无缝衔接）；蓝线为 CTV2（低危淋巴引流区，包含双侧Ⅲ区和Ⅴa区）。外扩 3mm 后分别形成 PTV-nx（照射 66Gy/30Fx），PTV1（照射 57Gy/30Fx），PTV2（照射 54Gy/30Fx）

（牛小爽　王孝深）

病例 2　诱导化疗抵抗的 T_4N_2 期鼻咽癌靶区勾画展示

【基本情况】

27 岁男性，自由职业者，因右侧耳鸣 1 年、右侧面麻伴复视 1 个月就诊于某医院，电子鼻咽镜检查发现鼻咽肿瘤侵犯鼻中隔和双侧鼻后孔，双侧隐窝消失；活检证实鼻咽非角化癌，未分化型，EBER（＋）。既往曾经误诊为右侧分泌性中耳炎多次进行鼓膜穿刺引流。确诊鼻咽癌后完善了一系列影像学检查，临床分期为 $T_4N_2M_0$，Ⅳa 期，随后接受了 TPF 方案诱导化疗 2 周期，化疗前后的

MRI 表现详见图 10-2 和图 10-3，疗效评估为疾病稳定（stable disease，SD）。患者为求后续治疗来我院。

入我院后专科查体：KPS 90，双侧上颈部 Ⅱ b 区均触及 1.5cm 大小淋巴结，质地硬，活动，边界清楚，无触痛；张口不受限，最大门齿间距 5cm，间接鼻咽镜显示鼻咽顶后壁外生性肿瘤，向前累及鼻中隔，突入右侧鼻后孔，双侧咽隐窝消失；右侧面部三叉神经支配区域皮肤感觉异常，右侧眼睑下垂，右眼瞳孔缩小，右侧眼球外展与外下旋转活动受限，有复视，伸舌居中。

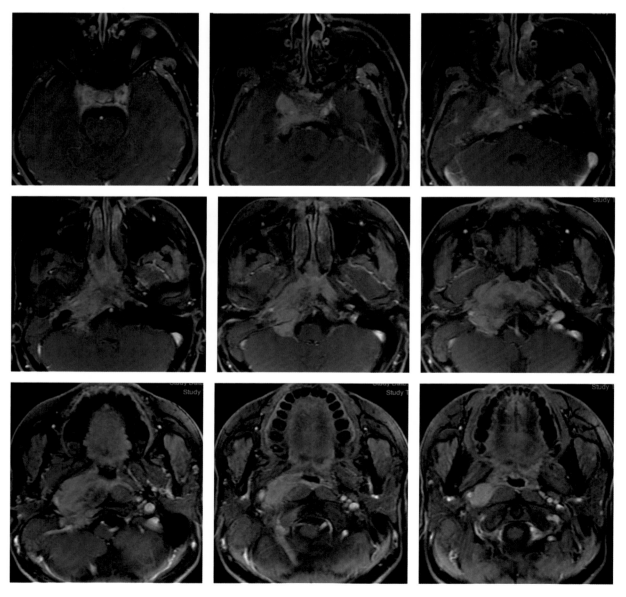

▲ 图 10-2　诱导化疗前的 MRI 表现

可见鼻咽原发肿瘤向后侵犯头长肌、斜坡、右侧桥小脑角、枕髁、右侧舌下神经管，向前侵犯鼻腔和鼻中隔，向右侵犯右侧咽旁间隙、茎突后间隙、翼突、破裂孔、岩骨尖、卵圆孔、海绵窦、三叉神经节，为 T_4 期

【诊疗思路与治疗经过】

该病例已接受了 TPF 方案诱导化疗 2 周期，但是肿瘤无退缩，考虑化疗抵抗，鉴于患者年轻，已经存在了多支脑神经受损表现，一旦局部失败后期缺乏有效的挽救治疗手段，严重影响生活治疗，治疗理念上遵循"肿瘤治愈的最佳时机是首次治疗；肿瘤治疗的最大并发症是局部未控/短期内复发"，治疗策略上以肿瘤局部控制为首要目标，因此后续治疗强度要加强，采用 IMRT 技术根治性放疗，根治性剂量要尽可能完整包含肿瘤靶区，放疗过程中同期联合

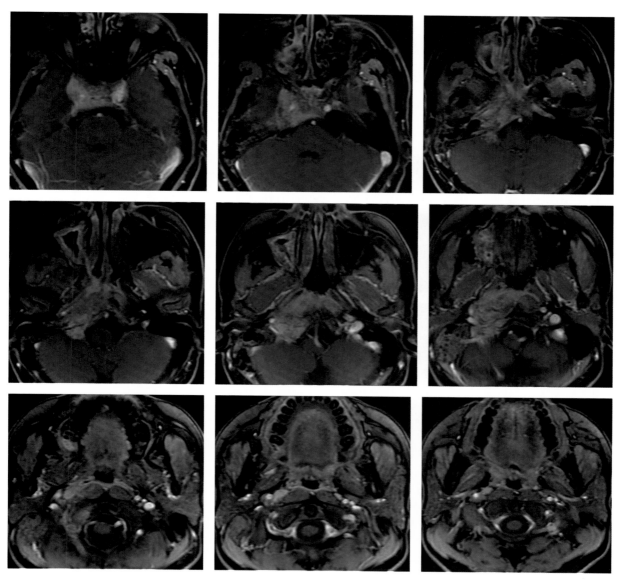

▲ 图 10-3　患者接受 TPF 方案诱导化疗 2 周期后的 MRI 表现

尽管右侧咽后淋巴结较图 10-2 明显缩小，但颅底和颅内侵犯的范围基本不变，总体疗效评估为 SD

奈达铂化疗（80mg/m^2，每 3 周重复）与抗 EGFR 靶向治疗（尼妥珠单抗，每周 200mg）。鉴于诱导化疗抵抗，给予 GTV 2.2Gy 的分割剂量，CTV1 每次 1.8Gy，CTV2 每次 1.7Gy，总共照射 32 次，GTV、CTV1 及 CTV2 的总剂量分别为 70.4Gy、57.6Gy、54.4Gy。该患者靶区勾画详见图 10-4，剂量分布详见图 10-5。

【治疗转归】

该患者同期放化疗结束 1 个月时复查 MRI，肿瘤完全退缩，疗效评估为 CR（图 10-6），治疗前的右侧Ⅲ、Ⅳ、Ⅴ、Ⅵ脑神经损伤症状完全消失。截至目前，患者已经无瘤存活 2 年，无颞叶损伤，无脑干损伤，无视神经损伤，仅有右侧传导性听力下降及轻微口干，患者自我生活质量评价为满意，已经回归正常的工作和生活。

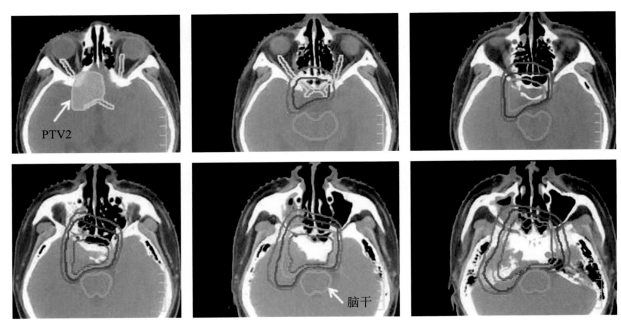

▲ 图 10-4　患者鼻咽部位的靶区勾画展示

最左上角图像里面的草黄色阴影是 PTV2（照射 1.7Gy×32 次 =54.4Gy），不同颜色互相包绕的彩线轮廓从内向外依次代表如下：红色表示 GTV-nx，绿色表示 PTV-nx（照射 2.2Gy×32 次 =70.4Gy），蓝色表示 CTV1，粉红色表示 PTV1（照射 1.8Gy×32 次 =57.6Gy），粉红色轮廓后方的绿色轮廓代表脑干

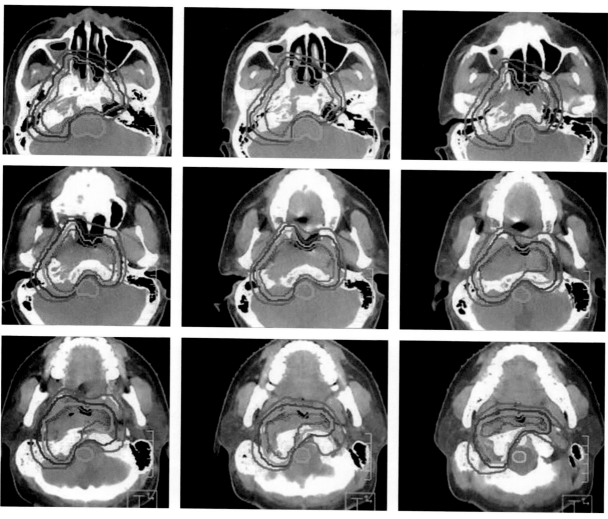

▲ 图 10-4（续）　患者鼻咽部位的靶区勾画展示

最左上角图像里面的草黄色阴影是 PTV2（照射 1.7Gy×32 次 =54.4Gy），不同颜色互相包绕的彩线轮廓从内向外依次代表如下：
红色表示 GTV-nx，绿色表示 PTV-nx（照射 2.2Gy×32 次 =70.4Gy），蓝色表示 CTV1，粉红色表示 PTV1（照射 1.8Gy×32 次
=57.6Gy），粉红色轮廓后方的绿色轮廓代表脑干

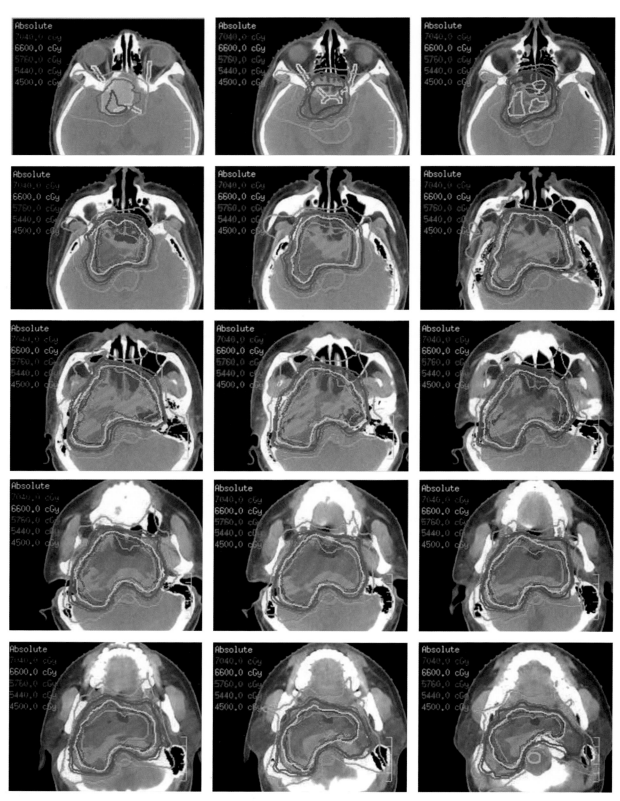

▲ 图 10-5　该患者鼻咽部位的 IMRT 等剂量分布展示（采用 11 个大野，50 个子野，加速器型号为瓦里安 Trilogy）。脑干 D_{max} 为 63.3Gy，$V_{60\sim63Gy}$ 为 0.86%，$V_{54\sim63Gy}$ 为 4.51%；视神经与视交叉 D_{max} 为 66.5Gy；右侧颞叶 D_{max} 为 74.6Gy

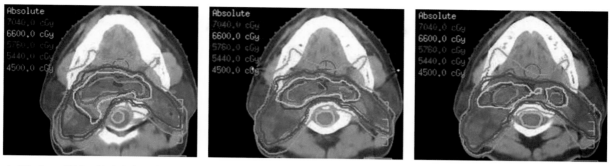

▲ 图 10-5（续） 该患者鼻咽部位的 IMRT 等剂量分布展示（采用 11 个大野，50 个子野，加速器型号为瓦里安 Trilogy）。脑干 D_{max} 为 63.3Gy，$V_{60\sim63Gy}$ 为 0.86%，$V_{54\sim63Gy}$ 为 4.51%；视神经与视交叉 D_{max} 为 66.5Gy；右侧颞叶 D_{max} 为 74.6Gy

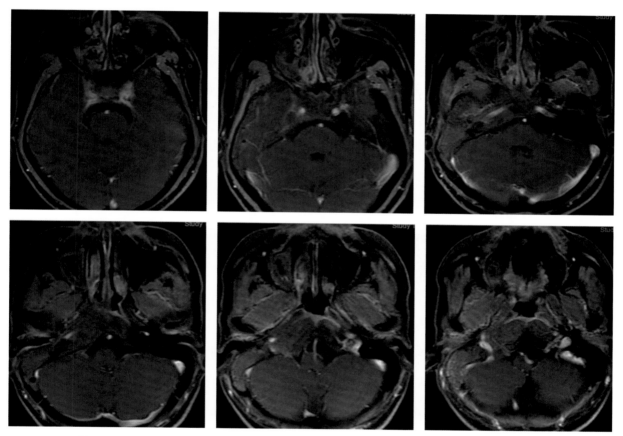

▲ 图 10-6 放疗结束 1 个月鼻咽部位的 MRI 表现，通过对比图 10-2 可以发现肿瘤完全退缩（CR）

（刘培珧 王孝深）

病例3　诱导化疗顽固的 T_4N_1 期鼻咽癌靶区勾画展示

【基本情况】

患者，男性，56岁，自由职业者，因左侧耳鸣半年、头痛伴左侧面麻1个月就诊于某医院，电子鼻咽镜检查发现鼻咽左顶和左侧隐窝肿瘤，活检证实鼻咽非角化癌，未分化型，EBER（+）。既往曾经误诊为左侧分泌性中耳炎进行3次鼓膜穿刺引流。确诊鼻咽癌后完善了一系列影像学检查，临床分期为 $T_4N_1M_0$，Ⅳa 期（仅有双侧咽后淋巴结转移），随后接受了 TPF 方案诱导化疗2周期，化疗前后的 MRI 表现详见图10-7和图10-8，疗效评估 SD。患者为求后续治疗来我院放疗中心。

入我院后专科查体：KPS 90，双颈部未触及肿大淋巴结，张口不受限，最大门齿间距5cm，间接鼻咽镜显示鼻咽左顶和左侧隐窝开口处黏膜粗糙充血，左侧面部三叉神经支配区域皮肤感觉均有异常，左侧眼球外展活动受限，有复视，伸舌居中。

【诊疗思路与治疗经过】

该病例已接受了 TPF 方案诱导化疗2周期，但是肿瘤无退缩，考虑化疗抵抗，鉴于患者治疗前已经存在左侧脑神经Ⅴ和Ⅵ受损的表现，化疗后无缓解，后续治疗如果局部失败，后期缺乏有效的挽救治疗手段，严重影响生活质量。因此，在治疗理念上遵循"肿瘤治愈的最佳时机是首次治疗；肿瘤治疗的最大并发症是局部未控/短期内复发"，治疗策略上以肿瘤局部控制为首要目标，建议后续治疗强度要加强，采用 IMRT 技术根治性放疗，根治性剂量要尽可能完整包含肿瘤靶区，放疗过程中同期联合奈达铂化疗（80mg/m^2，每3周重复）与抗 EGFR 靶向治疗（尼妥珠单抗，每周200mg）。鉴于诱导化疗抵抗，给予 GTV 2.2Gy 的分割剂量，CTV1 每次1.8Gy，CTV2 每次1.7Gy，总共照射32次，GTV、CTV1 以及 CTV2 的照射总剂量分别为70.4Gy、57.6Gy、54.4Gy。该患者靶区勾画详见图10-9，剂量分布详见图10-10。

【治疗转归】

该患者同期放化疗结束1个月时复查 MRI，肿瘤完全退缩，疗效评估为 CR（图10-11），治疗前的左侧面部麻木、左眼球外展活动受限和复视症状均缓解。

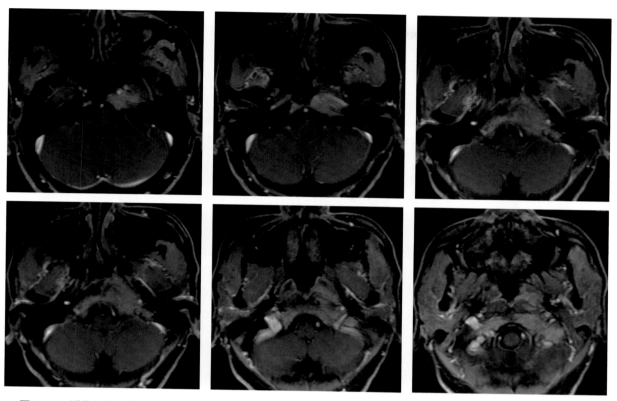

▲ 图 10-7　诱导化疗前的 MRI 表现，可见鼻咽原发肿瘤向后侵犯左侧头长肌、斜坡、岩骨尖、破裂孔、左侧桥小脑角、枕髁、左侧舌下神经管，向上侵犯左侧海绵窦与三叉神经节，为 T₄ 期

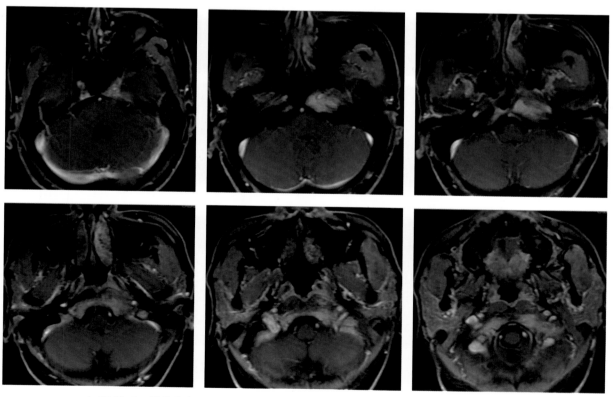

▲ 图 10-8　诱导化疗后的 MRI 表现，与治疗前比较，肿瘤无明显退缩，疗效评估为 SD

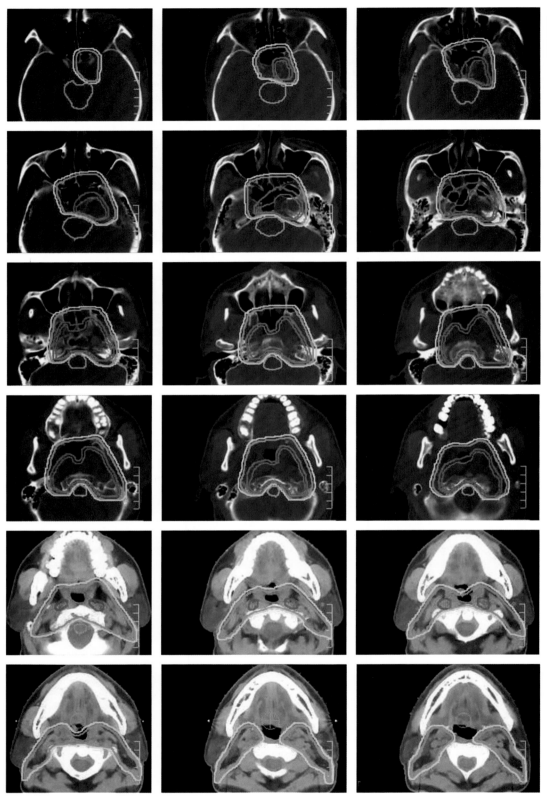

▲ 图 10-9　患者的靶区勾画展示

不同颜色互相包绕的彩线轮廓从内向外依次代表：红色表示 GTV-nx，粉红色表示 PTV-nx（照射剂量为 2.2Gy×32 次 =70.4Gy）；绿色表示 CTV1，黄色表示 PTV1（照射剂量为 1.8Gy×32 次 =57.6Gy），黄色 PTV1 轮廓后方的橙色轮廓代表脑干

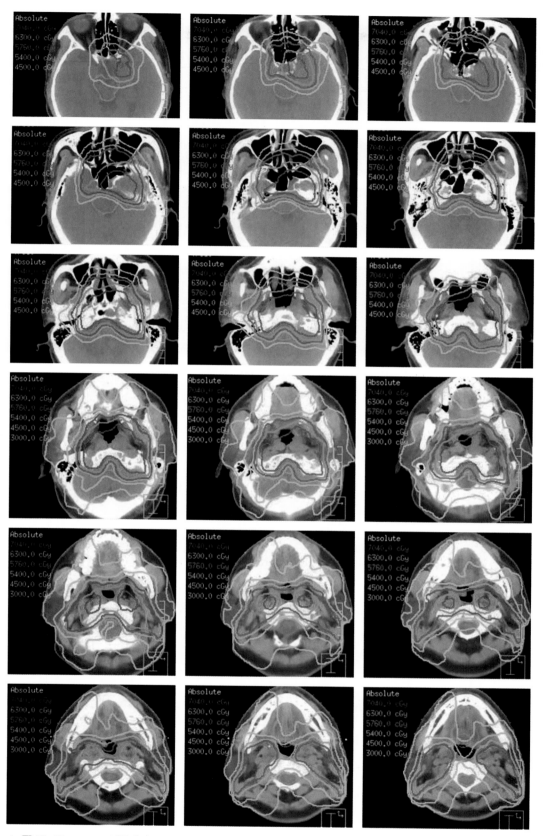

▲ 图 10-10 IMRT 剂量分布图（采用 11 个大野，60 个子野，加速器型号为瓦里安 Trilogy）。脑干 D_{max} 为 **63.1Gy**，$V_{60\sim63Gy}$ 为 **1.34%**，$V_{54\sim63Gy}$ 为 **4.96%**；视神经与视交叉 D_{max} 为 **64.6Gy**；左侧颞叶 D_{max} 为 **75.3Gy**

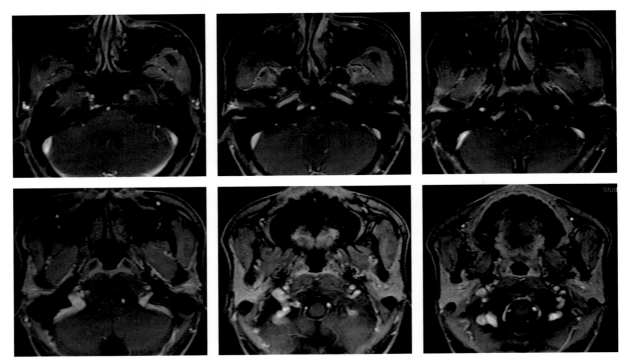

▲ 图 10-11　同期放化疗结束 1 个月时的 MRI，可见肿瘤完全缓解

截至目前，患者已经无瘤存活 3 年，无颞叶损伤，无脑干损伤，无视神经损伤，无伸舌偏斜，仅有左侧传导性听力下降以及轻微口干，患者自我生活质量评价为满意，已经回归正常的工作和生活。

（牛小爽　欧　丹　王孝深）

病例 4　颅内侵犯的巨无霸型 T_4N_2 期，但诱导化疗敏感的鼻咽癌靶区勾画展示

【基本情况】

患者，男性，52 岁，因间断性回涕带血 3 个月、鼻塞 1 周就诊于当地医院，确诊鼻咽非角化癌，由于担心放化疗的不良反应而拒绝接受化疗和放疗，采用当地所谓的民间秘方治疗 1 年，鼻腔堵塞以及鼻腔出血症状愈加严重，先后出现听力下降、头痛、张口受限、面部麻木、眼球活动受限、复视、视力下降等症状。为求进一步治疗来我院，按照我院鼻咽癌的诊治规范完善常规检查之后，明确诊断为鼻咽癌双颈部淋巴结转移（$T_4N_2M_0$，Ⅳa 期），治疗前鼻咽原发病灶

的 MRI 表现见图 10–12，双颈部Ⅱb 区淋巴结肿大（左侧最小横径为 2.0cm，右侧最小横径为 1.2cm）。

入我院后专科查体：KPS 90，双上颈部均可触及 1 枚肿大淋巴结，左侧最大径为 2.5cm，右侧最大径为 1.5cm，张口受限，最大门齿间距 3.5cm，间接鼻咽镜显示鼻咽腔内肿瘤完全占据，肿瘤侵犯口咽腔与双侧鼻腔，双侧上眼睑下垂，双侧眼球外展、外旋活动均受限，视物无法聚焦，双眼视力下降，裸眼视力 0.5，伸舌居中，但有紧涩感。

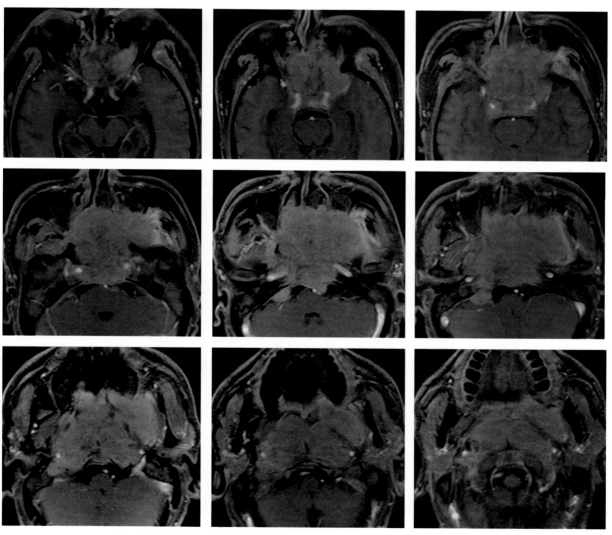

▲ 图 10–12　治疗前的鼻咽部基线 MRI 表现

肿瘤完全填满鼻咽腔，向前侵犯双侧鼻腔、上颌窦；向侧方侵犯双侧翼腭窝、咽旁、卵圆孔、茎突后间隙、左侧翼外肌和颞下窝；向后侵犯双侧头长肌、斜坡、岩骨尖、脑干前方和桥小脑角区；向上侵犯蝶窦、海绵窦、筛窦、垂体、嗅叶、左侧眶尖与视神经；向下侵犯软腭与咽后壁

【诊疗思路与治疗经过】

该患者鼻咽原发病灶广泛侵犯，导致多种不适症状，严重影响患者生活质量，治疗方面以快速缓解症状、缩小瘤体，提高近期生活质量为目的，肿瘤缩小后再序贯放射治疗，以求获得尽量长久的肿瘤局部区域控制。根据 EXTREME 的研究结果，复发转移头颈部鳞癌化疗联合抗 EGFR 靶向治疗能够获得更好的肿瘤缓解率，对于初治的晚期巨无霸型鼻咽癌，采取化疗联合抗 EGFR 靶向治疗或许更能使肿瘤快速缓解。因此给予多西他赛 +DDP 诱导化疗，同期联合每周尼妥珠单抗（200mg）治疗。化疗 2 周期后复查 MRI 见图 10-13，颅内、咽旁、鼻腔的

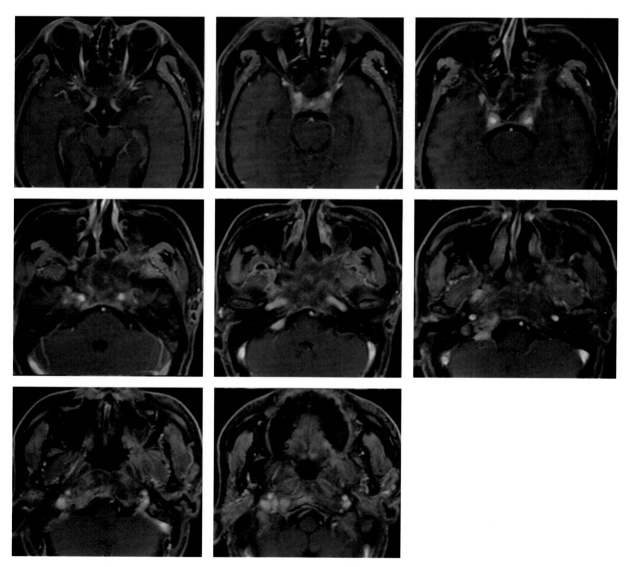

▲ 图 10-13　TP 方案诱导化疗 2 周期联合每周尼妥珠单抗（200mg×6 次）后的 MRI 表现
患者头痛、面麻、复视、眼球活动受限和张口受限症状均缓解，但仍然有听力下降和轻微鼻塞症状

肿瘤范围明显缩小，鼻咽部位的肿瘤也显著退缩，残留的肿块增强扫描后显示强化程度较化疗前明显减弱。靶区设计时，GTV 按照化疗后的范围勾画，但化疗前的肿瘤范围至少包含在 CTV2 内，详细范围见图 10-14 至图 10-16，以求兼顾肿瘤的局部控制和 I 类 OAR（视神经、视交叉、嗅叶、颞叶、脑干、脊髓）的保护。鉴于治疗前的肿瘤体积过大，而且对化疗敏感，IMRT 治疗时给予 GTV 常规分割，每次照射 2.0Gy，CTV1 每次 1.9Gy，CTV2 每次 1.8Gy，总共照射 35 次，GTV、CTV1 及 CTV2 的总剂量分别为 70Gy、63Gy、59Gy。IMRT 详细的剂量分布情况见图 10-17 和图 10-18。放疗过程中继续同期使用 DDP（80mg/m^2，3 周方案）和

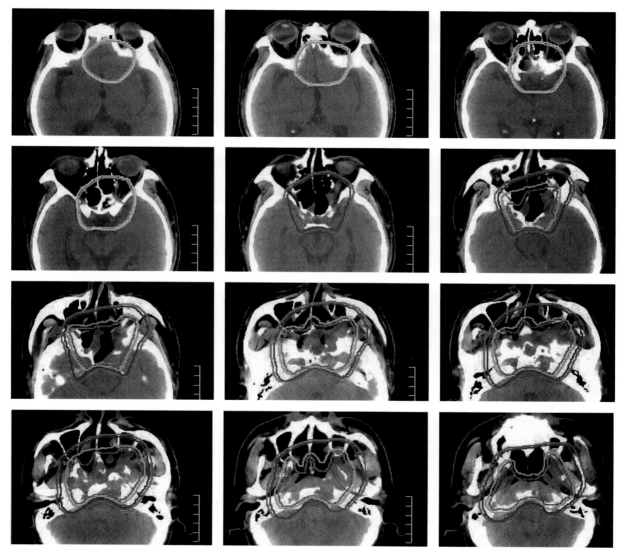

▲ 图 10-14　诱导化疗后的靶区勾画详细展示，GTV 按照化疗后肿瘤范围进行勾画，化疗前的肿瘤范围至少包含在 CTV2 内。各种颜色代表的靶区分别为：橙色为 CTV2，草绿色为 PTV2（照射剂量为 1.8Gy×35 次 =59Gy）；蓝色为 CTV1，粉红色为 PTV1（照射剂量为 1.9Gy×35 次 =63Gy）；红色为 GTV-nx，绿色为 PTV-nx（照射剂量为 2.0Gy×35 次 =70Gy）

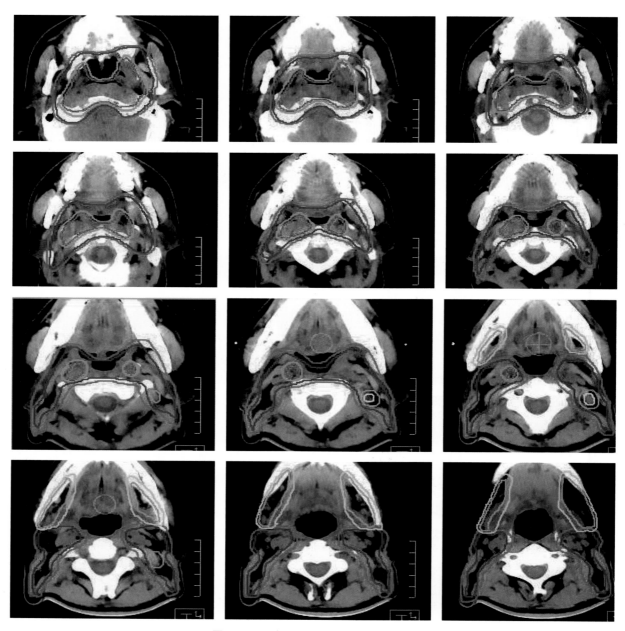

▲ 图 10-15　诱导化疗后的靶区勾画详细展示

治疗前双侧鼻腔均有侵犯，而且达到鼻腔 1/2，所以双侧Ⅰb 区均预防照射，作为 CTV2；治疗前双颈部Ⅱb 均有肿大淋巴结，但经过诱导化疗，右侧Ⅱb 淋巴结完全缓解，按照化疗后的肿瘤范围进行靶区设计，所以右侧不勾画 GTV-ln。只把左颈部Ⅱb 区残留的淋巴结勾画为 GTV-ln。各种颜色代表的靶区分别为：橙色为 CTV2，草绿色为 PTV2（照射剂量为 1.8Gy×35 次 =59Gy）；蓝色为 CTV1，粉红色为 PTV1（照射剂量为 1.9Gy×35 次 =63Gy）；红色为 GTV-nx，绿色为 PTV-nx（照射剂量为 2.0Gy×35 次 =70Gy）；蓝色 CTV 之内的黄色和橙色分别表示为 GTV-ln 以及 PTV-ln（照射剂量为 2.0Gy×35 次 =70Gy）

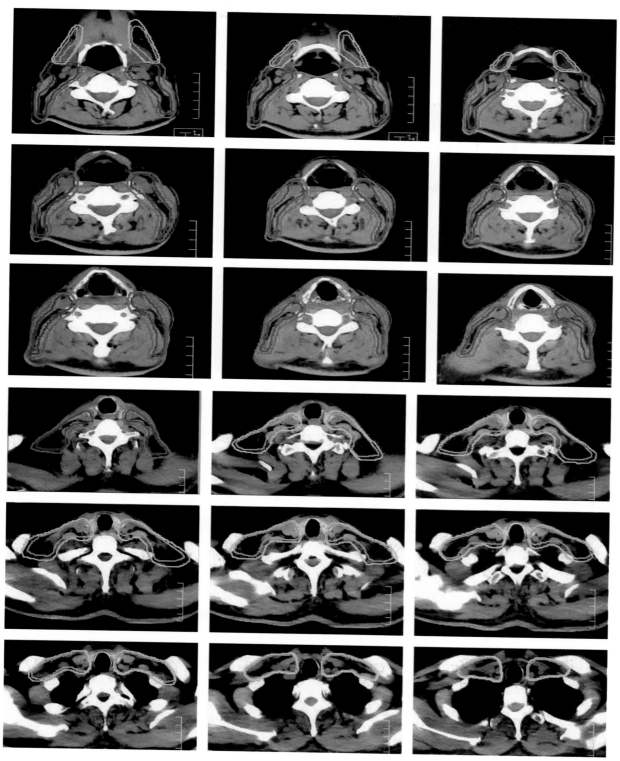

▲ 图 10-16　诱导化疗后的靶区勾画详细展示

鉴于治疗前双颈部Ⅱb区均有转移淋巴结，尽管诱导化疗后右颈部Ⅱb区淋巴结完全缓解，但双侧下颈部Ⅳa和Vb区仍然预防照射，包含在CTV2内。各种颜色代表的靶区分别为：橙色为CTV2，草绿色为PTV2（照射剂量为1.8Gy×35次=59Gy）；蓝色为CTV1，粉红色为PTV1（照射剂量为1.9Gy×35次=63Gy）

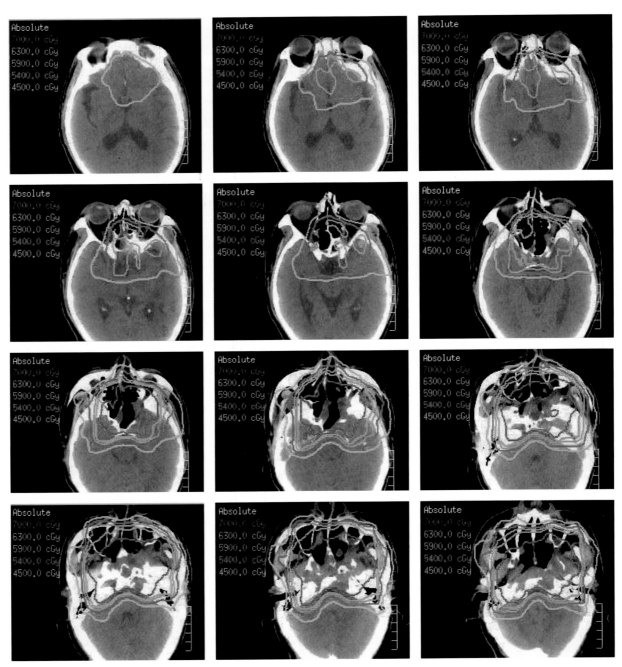

▲ 图 10-17　IMRT 剂量分布图（采用 **11 个大野，60 个子野，加速器型号为瓦里安 Trilogy**）

脑干 D_{max} 为 62.6Gy，$V_{60\sim63Gy}$ 为 0.42%，$V_{54\sim63Gy}$ 为 3.58%；视神经与视交叉 D_{max} 为 63.2Gy；左侧颞叶 D_{max} 为 72.8Gy

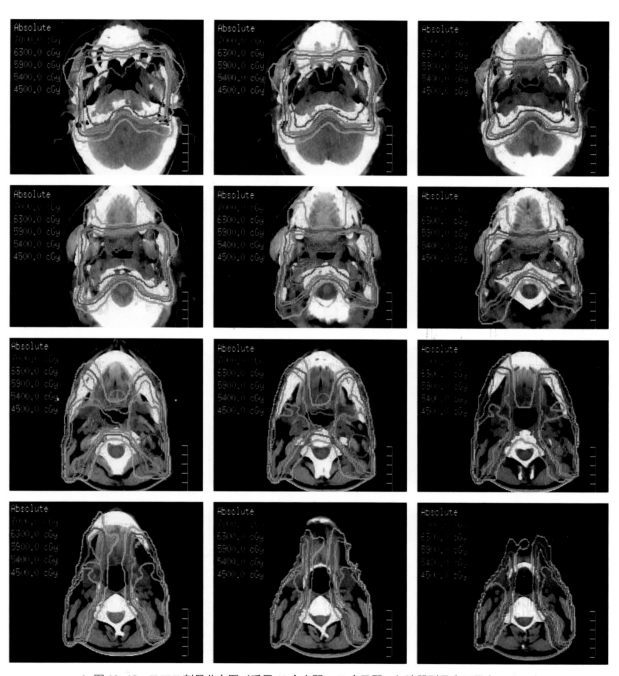

▲ 图 10-18　IMRT 剂量分布图（采用 11 个大野，60 个子野，加速器型号为瓦里安 Trilogy）

尼妥珠单抗（每周使用 200mg ）。

【治疗转归】

放疗结束时 MRI 评估疗效为完全缓解（图 10-19），患者已经无瘤存活 42 个月（图 10-20），治疗前的头痛、张口受限、面部麻木、眼球活动受限、复视等症状完全缓解，裸眼视力由治疗前的 0.5 提高到 0.8，无颞叶损伤，无脑干损伤，无听力下降，只有轻微口干，已经回归正常生活和工作，自我生活质量评价满意。

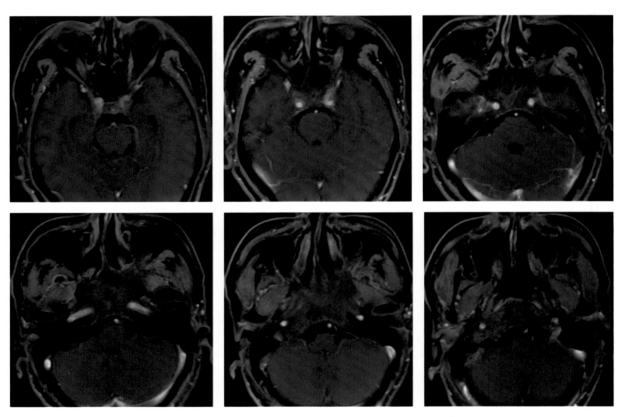

▲ 图 10-19 同期放化疗结束时的 MRI 图像，肿瘤完全退缩（CR）

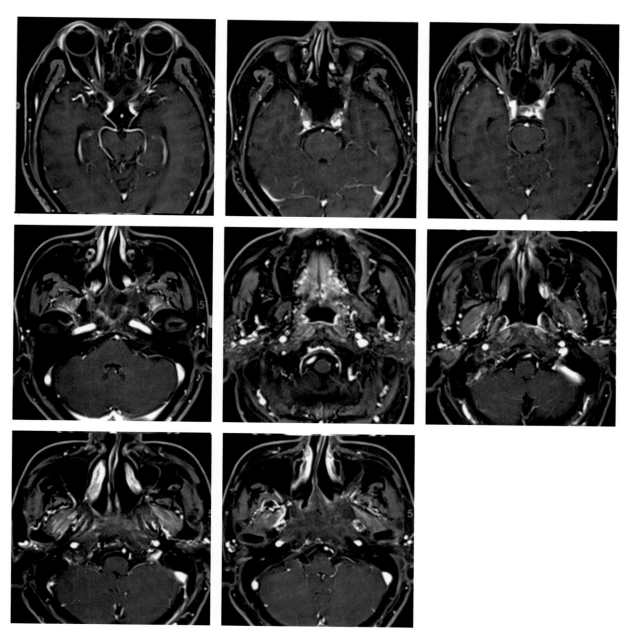

▲ 图 10-20　放疗结束 42 个月的 MRI 图像
图中无肿瘤复发迹象，无颞叶损伤，无脑干损伤

（刘培琬　周　鑫　王孝深）

病例5　颞叶广泛受侵的T_4N_1期，但诱导化疗中度敏感的鼻咽癌靶区勾画展示

【基本情况】

患者，男性，36岁，当地医院确诊晚期鼻咽癌，为求进一步治疗来我院。追问病史，2年前就出现左侧耳鸣，随后发展为左侧耳闷，误诊为分泌性中耳炎反复进行鼓膜穿刺引流，最近6个月先后出现头痛、左侧面部麻木、左侧眼球活动受限、左侧上眼睑下垂、复视等症状。按照我院鼻咽癌的诊治规范完善常规检查之后，明确诊断为鼻咽癌咽后淋巴结转移（$T_4N_1M_0$，Ⅳa期），治疗前鼻咽原发病灶的MRI表现见图10-21和图10-22，双侧咽后淋巴结转移，双颈部Ⅱb区尽管有淋巴结，但未达到影像学诊断的转移标准。

入我院后专科查体：KPS 90，双上颈部均未触及肿大淋巴结，张口不受限，最大门齿间距4.5cm，间接鼻咽镜显示鼻咽腔内肿瘤，左侧隐窝和隆突结构消失，左侧口咽受侵，左侧面部三叉神经支配区域的皮肤感觉均有异常，左侧上眼睑下垂，左侧眼球外展、外旋活动均受限，有复视，双眼视力正常，伸舌居中。

【诊疗思路与治疗经过】

该患者鼻咽原发病灶广泛侵犯，导致多种不适症状，严重影响患者生活质量，治疗方面以快速缓解症状、缩小瘤体，提高近期生活质量为目的，肿瘤缩小后再序贯放射治疗，以求获得尽量长久的肿瘤局部区域控制。根据EXTREME的研究结果，复发转移头颈部鳞癌化疗联合抗EGFR靶向治疗能够获得更好的肿瘤缓解率，对于初治的晚期巨无霸型鼻咽癌，采取化疗联合抗EGFR靶向治疗或许更能使肿瘤快速缓解。因此给予多西他赛+DDP诱导化疗，同期联合每周尼妥珠单抗200mg治疗。化疗2周期后复查MRI见图10-23和图10-24，颅内颞叶侵犯范围明显缩小，鼻咽部位的肿瘤也一定程度退缩，疗效评估PR，但患者除头痛症状明显缓解之外，其他的脑神经损伤症状无改善。靶区设计时，GTV按照化疗后的范围勾画，但化疗前的肿瘤范围包含在CTV1内，详细范围见图10-25至图10-27，以求兼顾肿瘤的局部控制和Ⅰ类OAR（视神经、视交叉、颞叶、脑干）的保护。鉴于治疗前的肿瘤体积过大，对化疗

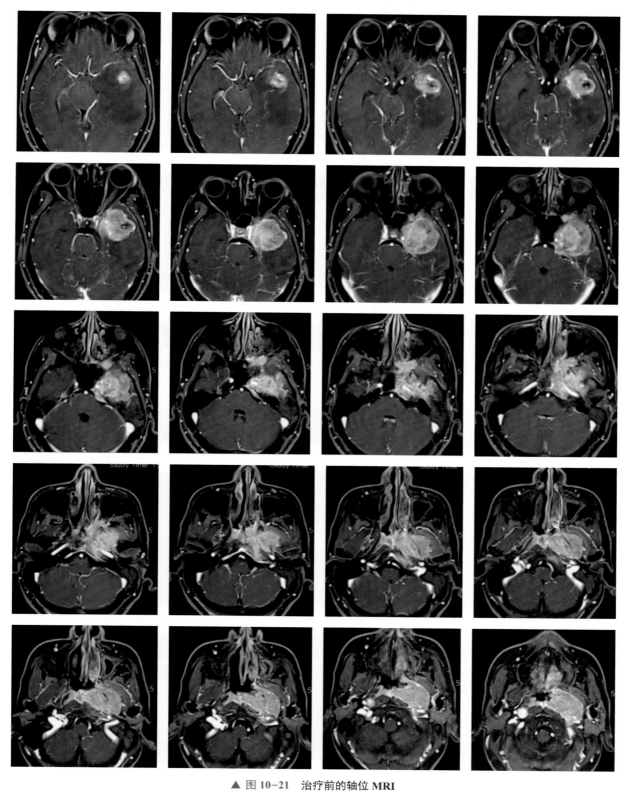

▲ 图 10-21　治疗前的轴位 MRI
肿瘤侵犯左侧咽旁、茎突后间隙、颅底骨、卵圆孔、翼腭窝、海绵窦、颞叶、桥小脑角区，右侧咽后淋巴结转移

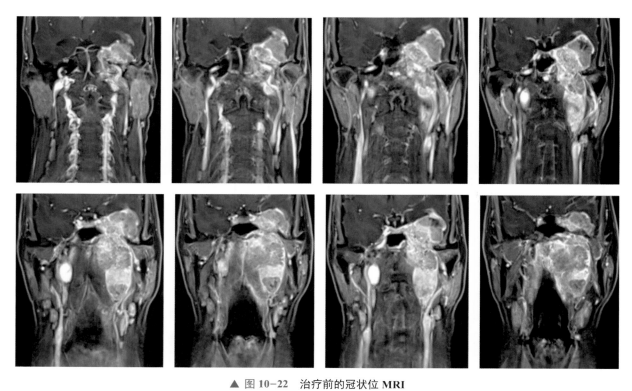

▲ 图 10-22 治疗前的冠状位 MRI

肿瘤侵犯左侧咽旁、茎突后间隙、颅底骨、卵圆孔、翼腭窝、海绵窦、颞叶、桥小脑角区，双侧咽后淋巴结转移，其中左侧咽后淋巴结与鼻咽原发病灶融合

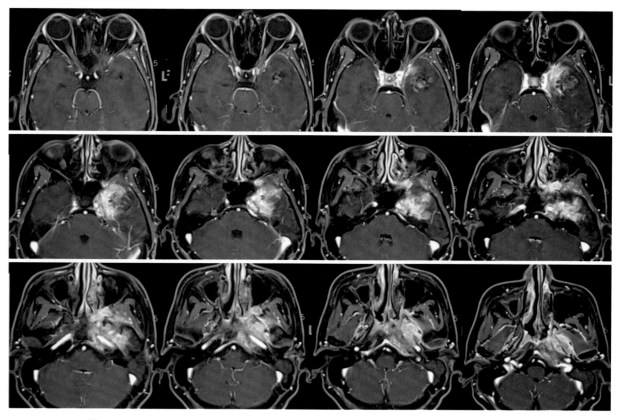

▲ 图 10-23 TP 方案诱导化疗 2 周期联合每周尼妥珠单抗（200mg×6 次）后的轴位 MRI 表现

颅内颞叶侵犯的范围（上界和左侧边界）明显缩小

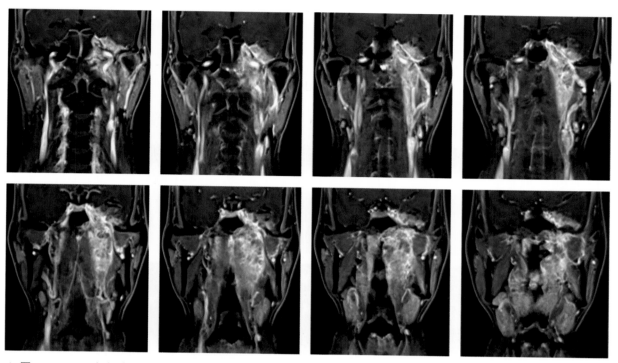

▲ 图 10-24　**TP 方案诱导化疗 2 周期联合每周尼妥珠单抗（200mg×6 次）后的冠状位 MRI 表现，颅内颞叶侵犯的范围（上界和左侧边界）明显缩小**

中度敏感，IMRT 治疗时给予 GTV 大分割，每次照射 2.2Gy，CTV1 每次 1.9Gy，CTV2 每次 1.8Gy，总共照射 30 次，GTV，CTV1 以及 CTV2 的总剂量分别为 66Gy、57Gy、54Gy。IMRT 详细的剂量分布情况见图 10-28 至图 10-31。放疗过程中继续同期使用 DDP（80mg/m²，3 周方案）和尼妥珠单抗（每周使用 200mg）。

【治疗转归】

放疗结束 1 个月的 MRI 评估疗效为完全缓解（CR）（图 10-32）。患者已经无瘤存活 2 年，治疗前的头痛、面部麻木、左上眼睑下垂等症状完全缓解，但左眼球外展和外旋活动仍然受限，仍有复视症状。无颞叶损伤，无脑干损伤，无视力下降，只有左耳传导性听力下降和轻微口干，已经回归正常生活和工作，自我生活质量评价满意。

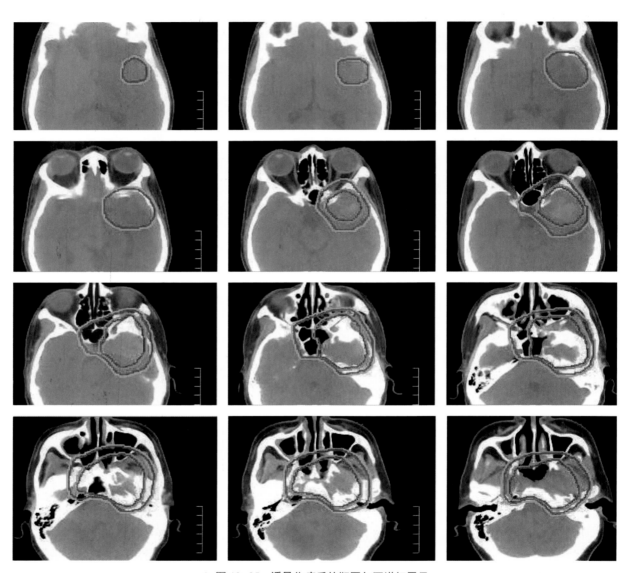

▲ 图 10-25　诱导化疗后的靶区勾画详细展示

治疗前颞叶受侵但诱导化疗后颞叶退缩的部分包含在 CTV1 之内。红色为 GTV-nx，绿色为 PTV-nx（照射剂量为 2.2Gy×30 次 =66Gy）；粉红色为 CTV1，天蓝色为 PTV1（照射剂量为 1.9Gy×30 次 =57Gy）

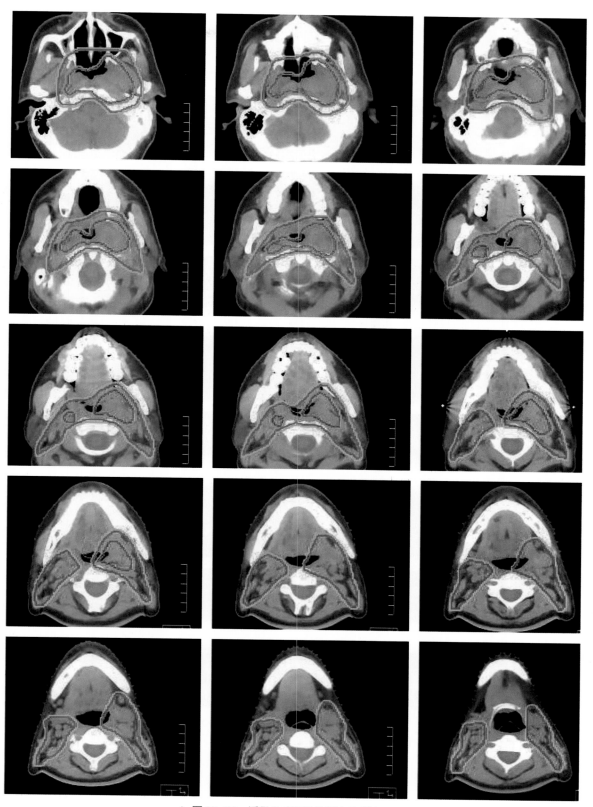

▲ 图 10-26 诱导化疗后的靶区勾画详细展示

治疗前左侧口咽侵犯，紧靠颌下腺，所以左侧 I b 包含在 CTV1 内（左侧颌下腺也包含）；不同颜色代表的靶区如下：红色为 GTV-nx，绿色为 PTV-nx（照射剂量为 2.2Gy×30 次 =66Gy）；粉红色为 CTV1，天蓝色为 PTV1（照射剂量为 1.9Gy×30 次 =57Gy）

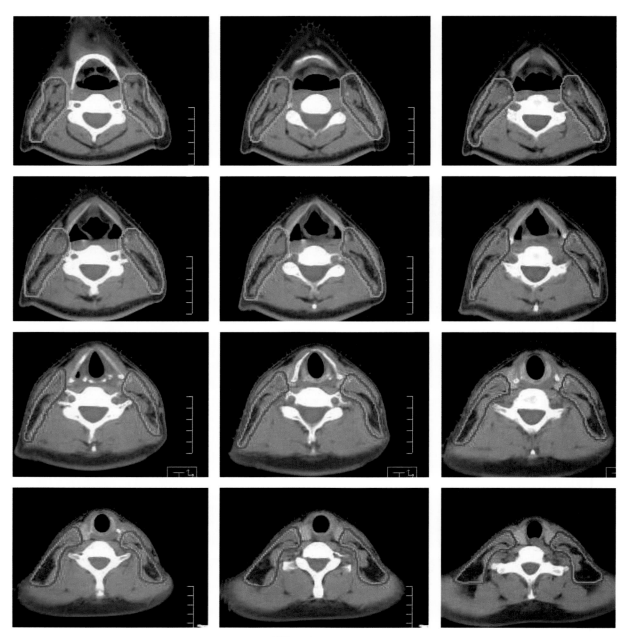

▲ 图 10-27 诱导化疗后的靶区勾画详细展示

不同颜色代表的靶区如下：粉红色为 CTV1，天蓝色为 PTV1（照射剂量为 1.9Gy×30 次 =57Gy）；橙色为 CTV2，深蓝色为 PTV2（照射剂量为 1.8Gy×30 次 =54Gy）；患者除了咽后淋巴结转移之外，其他颈部区域没有达到影像学诊断标准的淋巴结转移，所以 CTV 靶区设计时，双侧下颈部的Ⅳ区和Ⅴb 区不予勾画

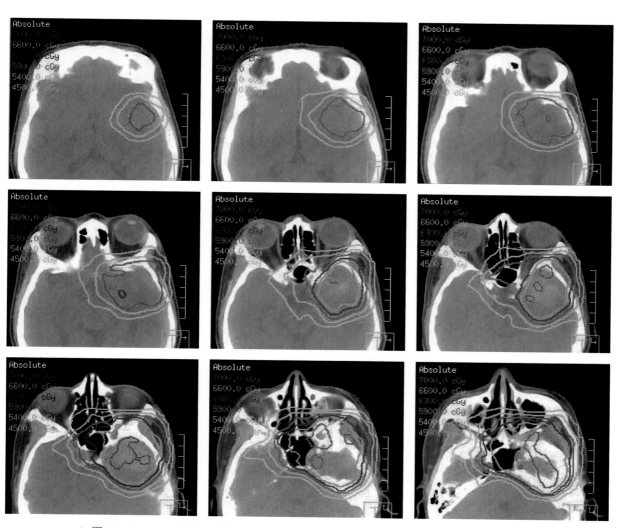

▲ 图 10-28　IMRT 剂量分布图（采用 **11 个大野**，**60 个子野**，加速器型号为瓦里安 **Trilogy**）

脑干 D_{max} 为 63.1Gy，$V_{60\sim63Gy}$ 为 0.52%，$V_{54\sim63Gy}$ 为 3.76%；视神经与视交叉 D_{max} 为 61.2Gy；左侧颞叶 D_{max} 为 71.2Gy

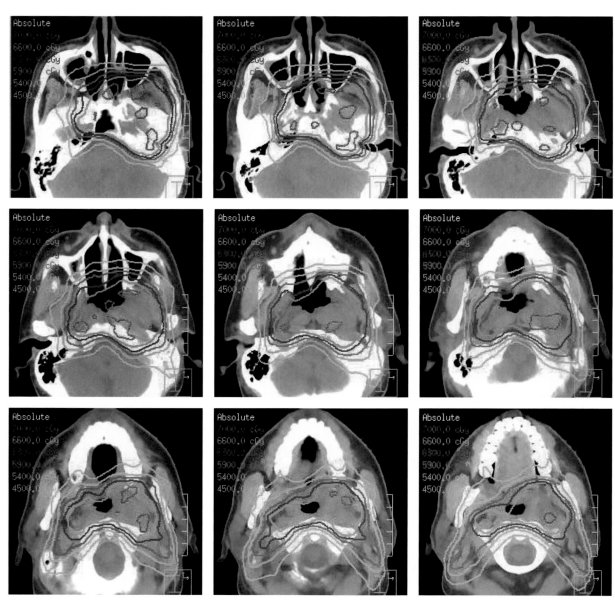

▲ 图 10-29　IMRT 剂量分布图（采用 11 个大野，60 个子野，加速器型号为瓦里安 Trilogy）

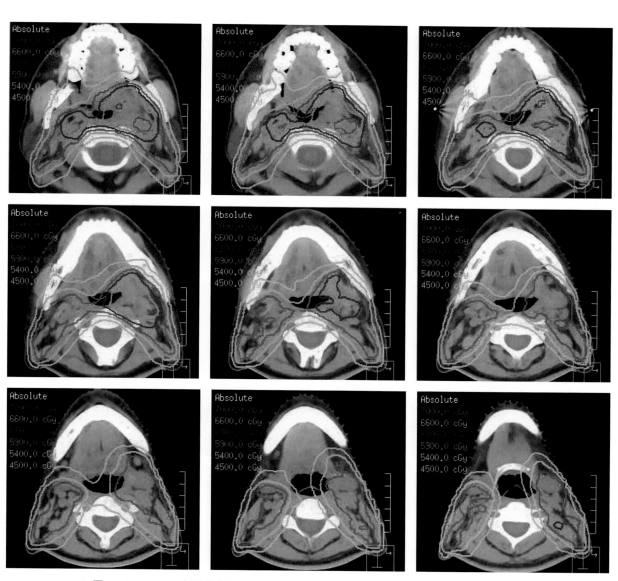

▲ 图 10-30　**IMRT 剂量分布图（采用 11 个大野，60 个子野，加速器型号为瓦里安 Trilogy）**

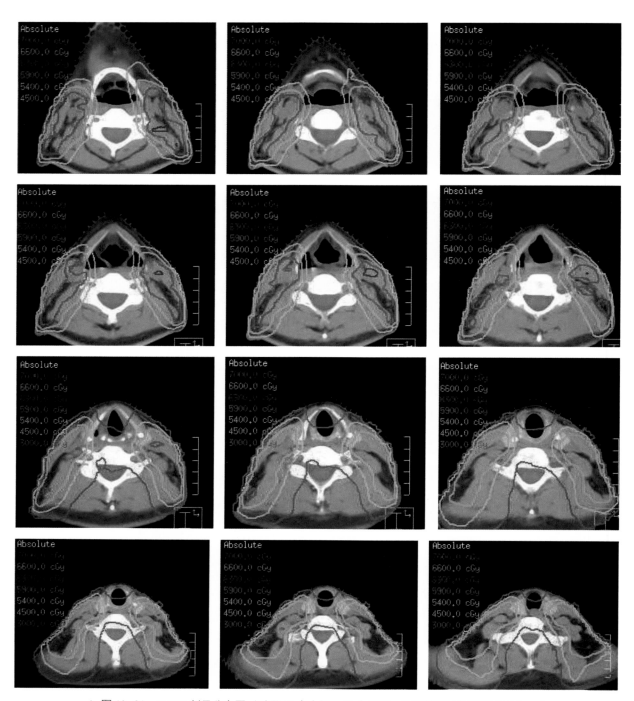

▲ 图 10-31 IMRT 剂量分布图（采用 11 个大野，60 个子野，加速器型号为瓦里安 Trilogy）

45Gy 的等剂量线体中线位置断开，以保护咽缩肌和食管，30Gy 的等剂量线在颈前区和颈后区正中明显凹陷，既能保证颜面部的淋巴向下正常回流，同时又能一定程度上保护喉和气管的黏膜，保护甲状腺

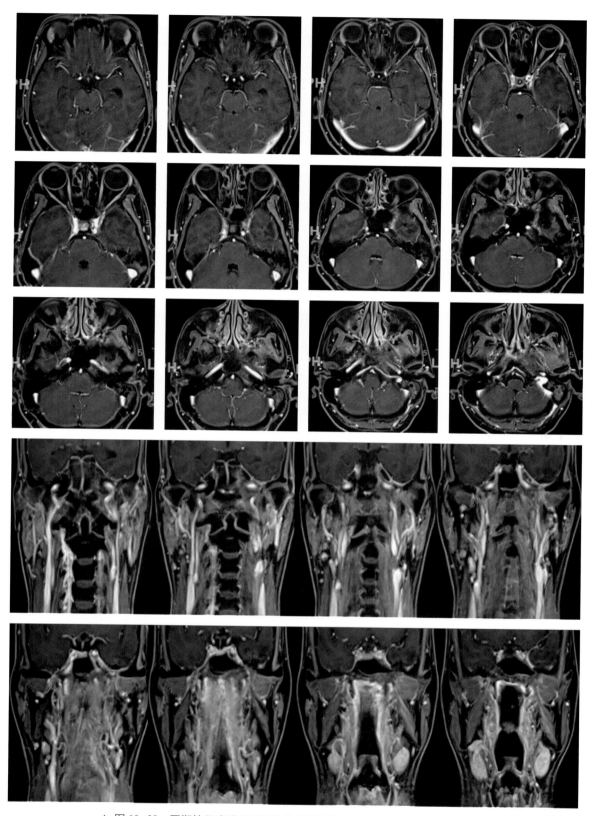

▲ 图 10-32　同期放化疗结束时的轴位以及冠状位 MRI 表现（肿瘤完全退缩）

（牛小爽　欧　丹　王孝深）

病例 6　颈部淋巴结广泛转移但化疗敏感的 N_3 期鼻咽癌靶区勾画展示

【基本情况】

患者为 41 岁女性，教育工作者，无意中发现右侧上颈部肿块，约 2.0cm，稍有压痛，遂就诊某中医院，认为是淋巴结发炎给予中药口服外加敷贴治疗，断断续续治疗半年，右颈部肿块无缩小，反而越来越大，数目也越来越多，逐渐从上颈部发展到下颈部，而且伴随出现了右颈部皮肤红肿现象。于是患者更换到大型综合性医院就诊，外科医生给予右侧下颈部淋巴结切取活检，活检病理为转移性低分化鳞癌，进一步检查发现鼻咽顶壁结节样肿瘤，活检证实鼻咽非角化性癌（未分化型），EBER（＋）。患者为寻求进一步治疗来我院。

入我院查体：卡氏评分（KPS）90，右颈部皮肤明显红肿，局部可见手术瘢痕，局部破溃流脓；双侧颈部均触及肿大淋巴结，左侧位于上中颈部，最大径 2.0cm，右侧颈部淋巴结多个融合，一直蔓延到锁骨上，最大径约 12cm，质地硬，边界不清，固定。其余浅表淋巴结未触及。间接鼻咽镜显示鼻咽顶后壁菜花样肿瘤，鼻后孔（－），脑神经（－），张口不受限。

【诊疗思路与治疗经过】

入院后按照鼻咽癌诊疗规范完善常规检查，确诊为鼻咽癌双颈部淋巴结转移（$T_2N_3M_0$）。影像学检查代表性图像见图 10-33，治疗前的外观表现见图 10-34A。

鼻咽癌受解剖结构限制，手术无法达到根治目的，鼻咽癌放疗敏感性好，因此选择放疗为主的治疗手段，患者为局部晚期，根据现行 NCCN 指南，应采用放化综合治疗，以提高局控率、减少肿瘤转移的可能。患者右颈部皮肤已经破溃流脓，为了快速使肿瘤退缩，加速皮肤愈合，减少后继感染的风险，因此确定"新辅助化疗＋同步放化疗"的治疗方案。放疗采用 IMRT 技术。

治疗方案如下。

(1) 新辅助化疗，3 周期：多西紫杉醇 70mg/m^2，第 1 天，顺铂 80mg/m^2，分 2 天静脉滴注，每 3 周重复。化疗曾引起 I 度肝功能损害、II 度骨髓抑制，护肝、升白等对症治疗后各项指标恢复正常。化疗 1 周期后，颈部淋巴结明显缩小，皮肤红肿范围明显缩小，局部破溃的皮肤愈合；化疗 3 周期后，患者的

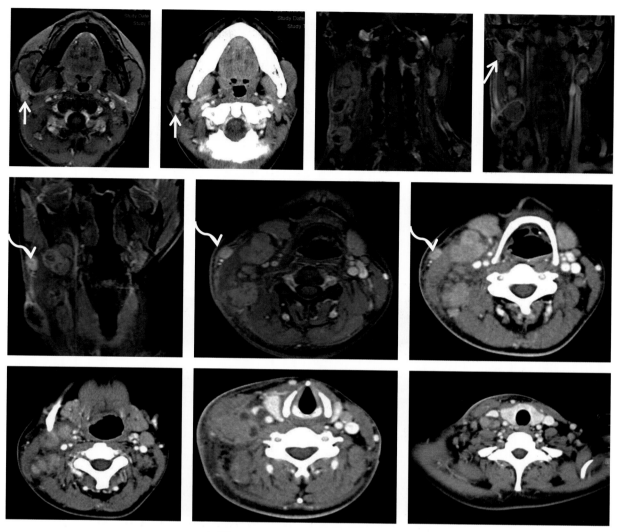

▲ 图 10-33　MRI 和颈部增强 CT 节选图

双侧咽后均可见直径 1cm 大小淋巴结；双颈部均可见肿大淋巴结，右颈尤其明显，位于 Ⅱa、Ⅱb、Ⅲ、Ⅳ、Va、Vb 区，都伴有明显包膜外侵犯，右侧胸锁乳突肌以及右颈部皮肤肿瘤浸润。此外可见右侧腮腺（Ⅷ区）一枚淋巴结转移（白色直箭头），右侧胸锁乳突肌表面淋巴结转移（白色弯箭头）；左颈部多发转移淋巴结，位于 Ⅱa、Ⅱb、Ⅲ、Ⅳ、Va、Vb 区。双颈 Vb 区淋巴结后界均超过斜方肌前缘

淋巴结退缩 80%，右颈部皮肤基本恢复正常（图 10-34），复查 MRI 显示肿瘤明显缩小（图 10-35）。

（2）同步放化疗：调强放射治疗，GTV 为化疗后 MRI 显示残留的肿瘤范围，鼻咽原发肿瘤 CTV 定义整个鼻咽腔、双侧翼腭窝、翼板、双侧咽旁、斜坡、岩骨尖、蝶骨大翼（外界到卵圆孔）、圆孔、海绵窦下 1/2、蝶窦、后组筛窦。颈部 CTV1 包含双侧 Ⅱa、Ⅱb、Ⅲ、Va、Ⅶa、Ⅶb、右侧 Ⅰb；颈部 CTV2 包括双侧 Ⅳa、Ⅳb、Vb、Vc（图 10-36 至图 10-38）：PTV-g 的剂量为 66Gy/30 次，

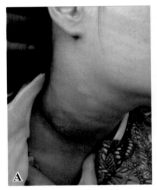 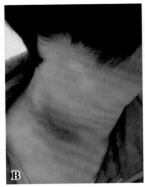 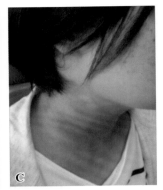 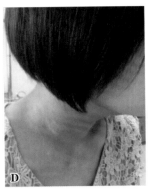

▲ 图 10-34　患者治疗前后的颈部外观动态改变

A. 治疗前，可见右下颈部皮肤红肿，局部破溃流脓；B. 诱导化疗 1 周期后的外观，皮肤红肿范围明显缓解，原来破溃部位已经愈合结痂；C. 诱导化疗 3 周期后、放射治疗前的外观，皮肤红肿现象完全消失，破溃部位皮肤已经完全愈合；D. 同期放化疗结束后 1 个月的外观

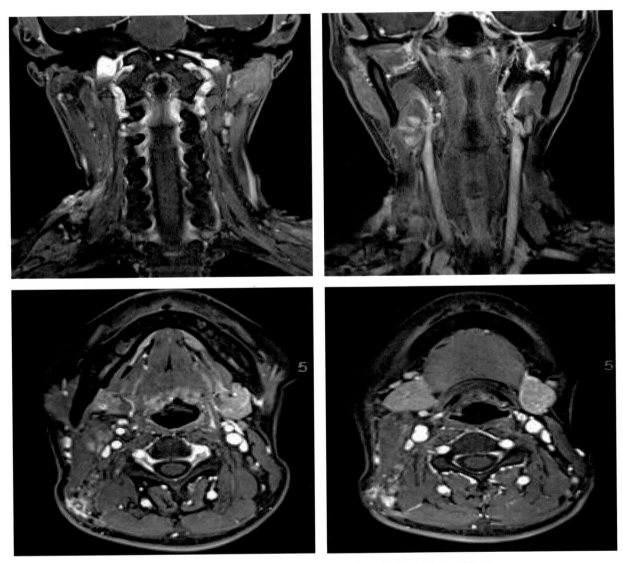

▲ 图 10-35　新辅助化疗 3 周期后的 MRI 表现（颈部淋巴结明显缩小）

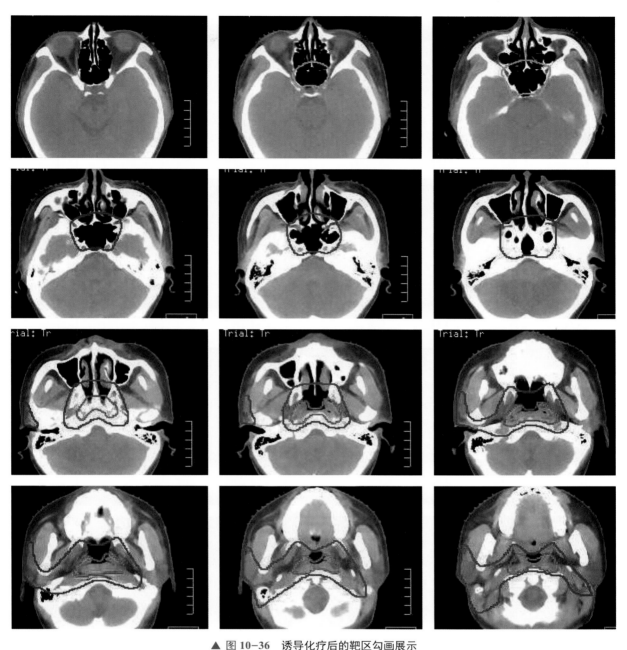

▲ 图 10-36 诱导化疗后的靶区勾画展示

红线代表鼻咽原发肿瘤 GTV，蓝线代表 CTV1，橙色线代表 CTV2。患者初诊时右侧腮腺内有转移淋巴结，所以右侧整个腮腺作为 CTV1

PTV1 的剂量为 60Gy/30 次，PTV2 的剂量为 54Gy/30 次，PTV-ln 的剂量为 66Gy/30 次。IMRT 剂量分布图节选见图 10-39。同步化疗：顺铂单药（80mg/m^2，分 2 天用，每 3 周一次 ×2 周期）。

【治疗转归】

放疗结束 1 个月和 4 个月的 MRI 评估疗效为完全缓解（CR）（图 10-40）。

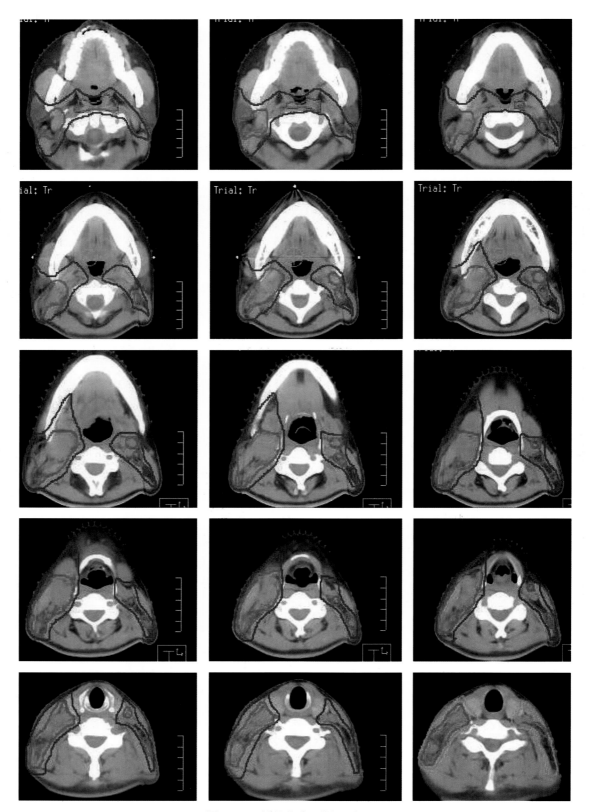

▲ 图 10-37　诱导化疗后的靶区勾画展示

红线代表鼻咽原发肿瘤 GTV，粉红色表示 GTV-ln，蓝线代表 CTV1，橙色线代表 CTV2。化疗前右颈部Ⅱa 和Ⅱb 广泛淋巴结转移融合，所以右侧Ⅰb 画入 CTV1。化疗前双侧Ⅲ区动脉鞘前方也有转移淋巴结，所以Ⅲ区 CTV 前界超过胸锁乳突肌前缘，到达胸骨舌骨肌后缘。患者初诊时右侧腮腺内有转移淋巴结，除了勾画腮腺内的 GTV-ln，也要把右侧整个腮腺作为 CTV1

　　患者已经无瘤存活 54 个月，正常工作和生活，仍然教书上课，尽管放疗时右侧腮腺和Ⅰb区均作为了 CTV 预防照射，但患者口干不明显，除了白天正常饮水频率，夜间正常睡眠，不会因为口干而起床喝水。自我生活质量评价满意。

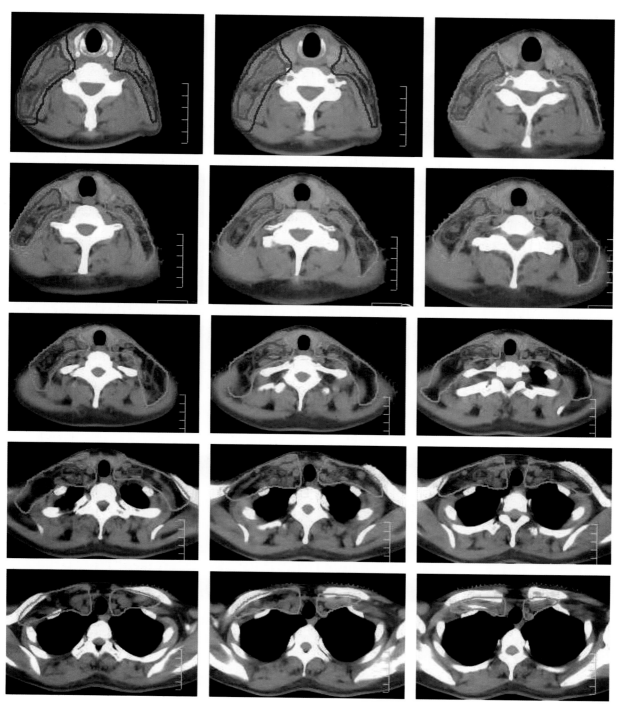

▲ 图 10-38　诱导化疗后的靶区勾画展示

粉红色线代表转移淋巴结 GTV-ln，蓝线代表 CTV1，橙色线代表 CTV2。化疗前双侧Ⅴb区淋巴结位置已经超过斜方肌前缘，双侧Ⅴb区 CTV 的后界均后延，把斜方肌和肩胛提肌之间的间隙均包含在 CTV2 范围之内。CTV2 的下界把Ⅳb 和Ⅴc 包全

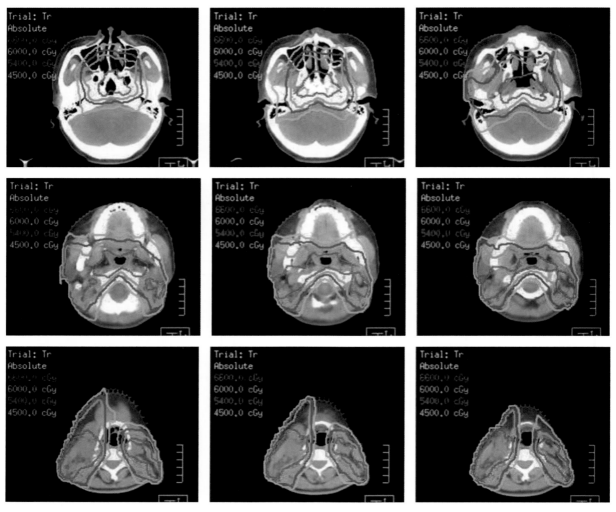

▲ 图 10-39　等剂量线分布节选图（采用 9 个大野，50 个子野，加速器型号为瓦里安 Trilogy）

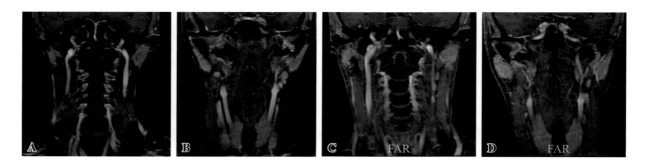

▲ 图 10-40　放疗结束时以及放疗结束 3 个月的 MRI 情况
A 和 B. 放疗结束时的 MRI，C 和 D. 放疗后 3 个月的 MRI，肿瘤完全退缩

（王孝深）

病例 7　颅内颅外广泛侵犯但诱导化疗敏感的鼻咽癌靶区勾画展示

【基本情况】

患者，男性，30岁，就诊前20个月无明显诱因出现右眼斜视，无回吸性血涕，未予重视，未治疗。2个月前突发口角右侧歪斜，伴右侧面麻，右侧鼻唇沟消失，遂于当地中医院就诊，误诊为"面瘫"，予以针灸、中药等治疗。后出现高热，当地医院怀疑药物过敏，予以抗过敏治疗后体温恢复正常，口角歪斜及面麻无改善。1个月前，患者双眼视力进行性下降，右眼更甚，当地医院予头颅 CT 检查，见颅内巨大占位，遂转至我院就诊。

入我院体格检查：一般情况较差，右上颈淋巴结2cm，质硬、固定，无压痛，右侧口咽饱满，右眼外展受限，右眼失明，左眼尚有光感，可见物体轮廓，张口最大门齿距离约2cm，张口歪向右侧，伸舌偏向右侧。鼻咽部 MR 检查可见鼻咽肿瘤侵犯头长肌和右侧咽旁结构；颅底、右侧海绵窦、鼻后孔和口咽壁等组织结构广泛受累；右侧翼内外肌、翼腭窝、上颌窦后壁、眶尖和颞下窝受侵；右侧颞叶、小脑、丘脑、脑干和舌下神经受累伴梗阻性脑积水；双侧咽后间隙及右颈多发肿大淋巴结，转移（图10-41）。外周血 EBV-DNA 2.75×10^3，VCA-IgA（＋），行鼻咽镜示，鼻咽顶及右侧壁局部凹陷，上覆血痂，质脆；活检病理示：（鼻咽顶，活检）非角化性鳞状细胞癌，分化型。胸腹部 CT、骨 ECT 排除远转转移，诊断为鼻咽癌 $T_4N_2M_0$，Ⅳa 期。

【诊疗思路与治疗经过】

该病例肿瘤巨大，压迫脑干、视神经等重要的 I 类结构，需先行诱导化疗充分减瘤后再予以 IMRT 计划的制订。排除化疗禁忌证后，患者接受"多西他赛100mg/d 1+ 顺铂35mg/d 1-3"方案诱导化疗4周期，化疗后诉双眼视力及活动较前好转。体检：一般情况尚可，右上颈淋巴结1cm，右眼外展受限，张口2.5cm，歪向右侧，伸舌偏向右侧。鼻咽未见新生物。复查鼻咽 MRI：鼻咽 MT 广泛累及颅底、右侧海绵窦、鼻后孔和口咽壁等组织结构较前明显好转，双侧颈部淋巴结较前退缩（图10-42）。

遂予以 IMRT 放疗计划优化，考虑到既要保证肿瘤的局部区域控制，又要充分保护危及器官，降低对患者生活质量的严重影响。于2018年2月26日开

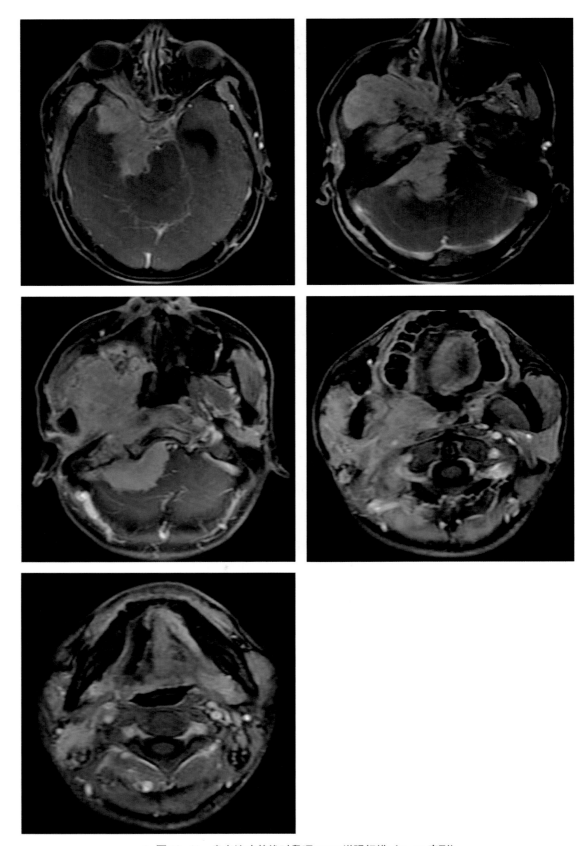

▲ 图 10-41　患者治疗基线时鼻咽 MRI 增强扫描（T_1+C 序列）

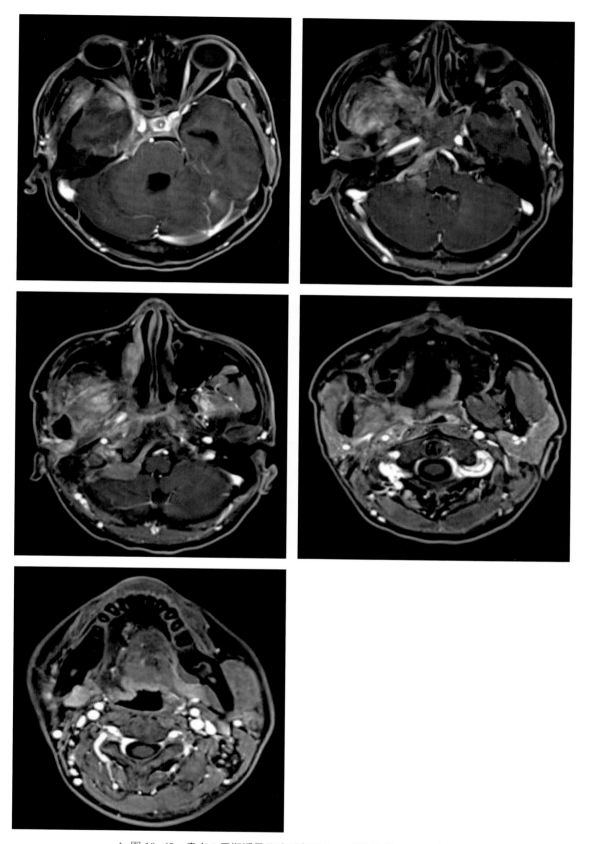

▲ 图 10-42　患者 2 周期诱导化疗后鼻咽 MRI 增强扫描（T_1+C 序列）

始行放疗，并行"顺铂 40mg/d 1-3"同步化疗 2 次。放化疗过程顺利。

靶区勾画详见图 10-43。

【治疗转归】

该患者放疗结束后复查鼻咽癌 MRI，报告提示：鼻咽癌广泛累及颅底、右侧海绵窦、鼻后孔和口咽壁等组织结构呈放疗后改变，肿瘤无明显强化，双侧颈部未见明显淋巴结（图 10-44）。外周血 EBV-DNA 阴性。

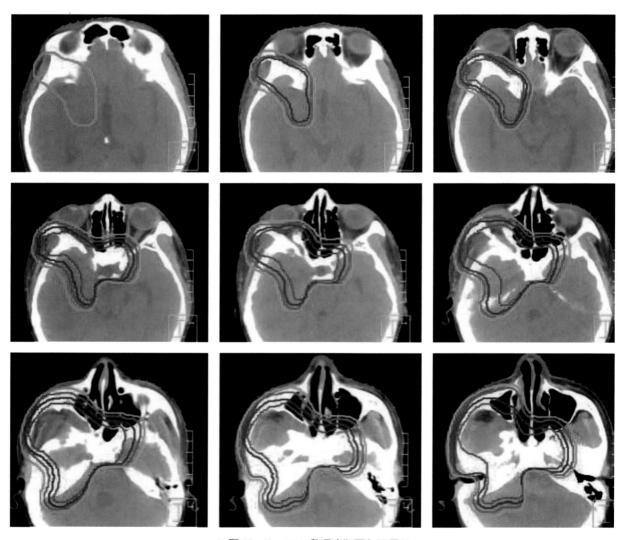

▲ 图 10-43　T$_4$N$_2$ 鼻咽癌靶区勾画展示

红线为 GTV-nx(包括鼻咽原发灶及阳性咽后淋巴结)，深蓝色线为 PTV-nx，照射 70.4Gy/32Fx；浅蓝色线为 GTVnd（颈部阳性淋巴结），黄线为 PTVnd，照射 67.2Gy/32Fx；粉红色线为 CTV1（鼻咽原发肿瘤周围的高危亚临床病灶和双侧咽后、咽旁间隙、部分茎突后间隙、Ⅱa、Ⅱb、Ⅲ和Ⅳa区高危淋巴引流区，形成整体靶区，无缝衔接）；绿色线为 PTV1，照射 60.8Gy/32Fx；紫色线为 CTV2（低危淋巴引流区，包含双侧Ⅳ和部分Ⅴb区）；橙色线为 PTV2，照射 54.4Gy/32Fx

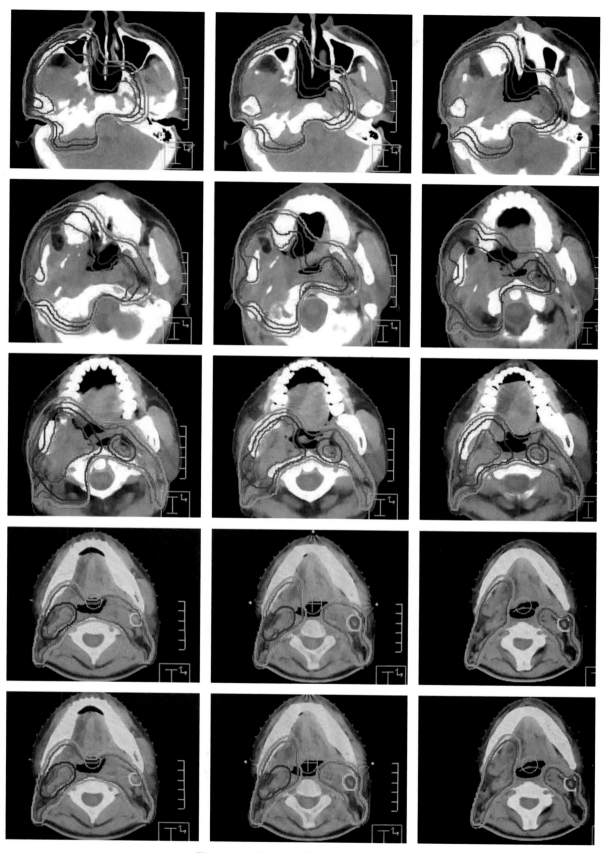

▲ 图 10-43（续） T_4N_2 鼻咽癌靶区勾画展示

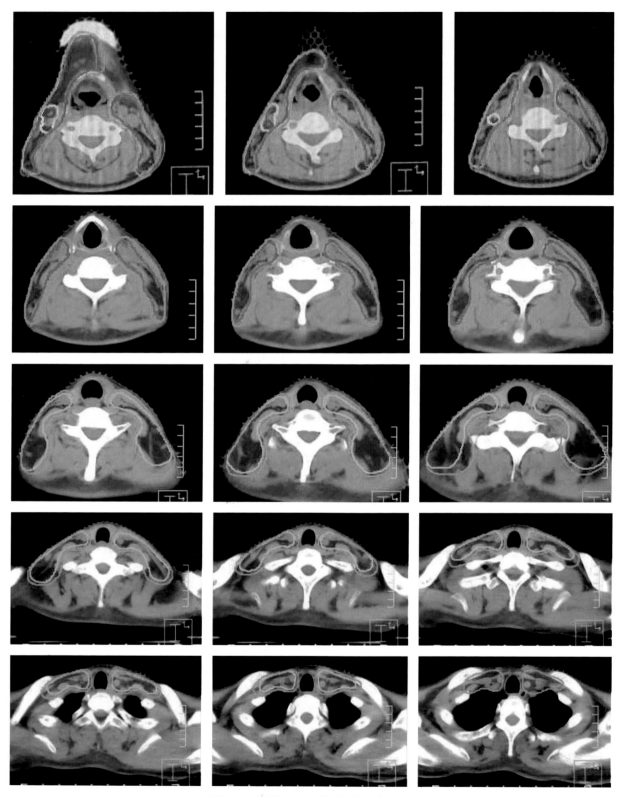

▲ 图 10-43（续） T_4N_2 鼻咽癌靶区勾画展示

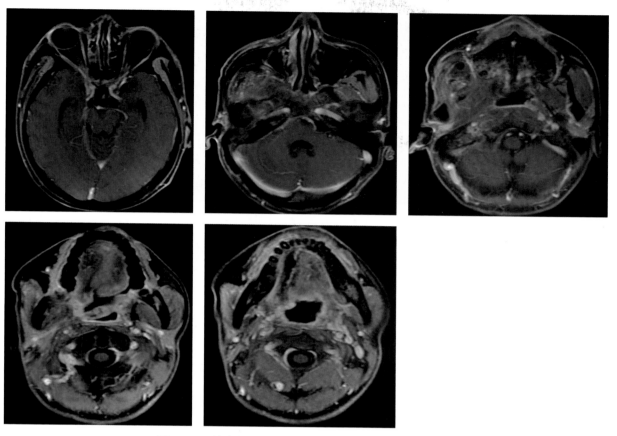

▲ 图 10-44 该患者放疗结束后鼻咽 MRI 增强扫描（T_1+C 序列）

目前该患者已无瘤生存 2 年，正常工作生活，无头痛、记忆力下降、性格改变、视力下降等症状，查体：一般情况可，双颈未触及明显肿大淋巴结。双颈皮肤纤维化程度不明显。伸舌偏右，张口 3cm。外展神经受限。复查 MRI 见鼻咽癌放疗后改变，无明显复发征象，右侧颞叶小片状坏死伴水肿，考虑为放射性颞叶损伤（图 10-45 和图 10-46），但神经认知功能未受明显影响，细微精神状态检查评分为 28 分，未予特殊处理。

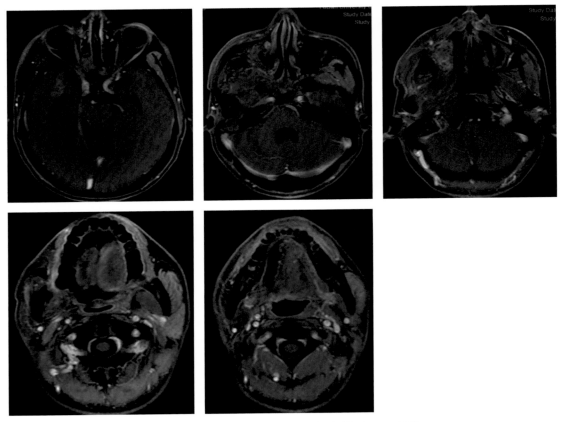

▲ 图 10-45　患者目前鼻咽 MRI 增强扫描（T_1+C 序列）

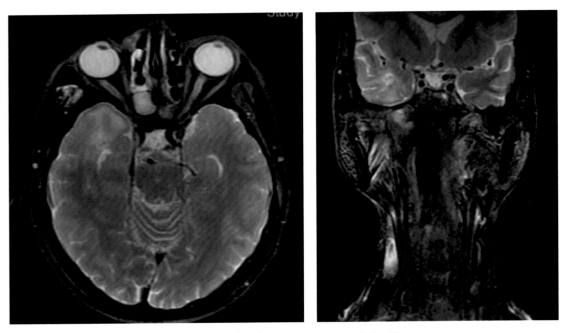

▲ 图 10-46　患者目前鼻咽 MRI 增强扫描（T_2 序列）
见右侧颞叶小片状脑水肿，考虑为放射性颞叶损伤

（许婷婷）

病例 8 颅内和颅底骨质广泛侵犯的 T_4 期鼻咽癌靶区勾画展示

【基本情况】

46 岁女性患者，因头痛 1 年、回涕带血 2 个月、视物无法聚焦两周就诊于当地医院，确诊鼻咽非角化癌、未分化型，完善检查后发现鼻咽癌广泛侵犯颅底和颅内，为求进一步治疗来我院。按照我院鼻咽癌的诊治规范完善常规检查之后，明确诊断为鼻咽癌双颈部淋巴结转移（$T_4N_2M_0$，Ⅳa 期），治疗前鼻咽原发病灶的 MRI 表现见图 10-47。

入院后专科查体：KPS 90，双上颈部均可触及 1 枚肿大淋巴结，最大径为 2.0cm，张口不受限，最大门齿间距 4.5cm，间接鼻咽镜显示鼻咽顶肿瘤，侵犯鼻中隔和双侧鼻后孔。双侧上眼睑下垂，双侧眼球外展、外旋活动均受限，视物无法聚焦，双眼视力无明显下降，裸眼视力 1.0；左侧三叉神经支配区皮肤感觉均有异常；伸舌居中，但有紧涩感。

【诊疗思路与治疗经过】

该患者鼻咽原发病灶广泛侵犯，导致多种不适症状，严重影响患者生活质量，治疗方面以快速缓解症状、缩小瘤体，提高近期生活质量为目的，肿瘤缩小后再序贯放射治疗，以求获得尽量长久的肿瘤局部区域控制。根据 EXTREME 的研究结果，复发转移头颈部鳞癌化疗联合抗 EGFR 靶向治疗能够获得更好的肿瘤缓解率，对于初治的晚期巨无霸型鼻咽癌，采取化疗联合抗 EGFR 靶向治疗或许更能使肿瘤快速缓解。因此给予多西他赛 +DDP 诱导化疗，同期联合每周尼妥珠单抗（200mg）治疗。化疗 2 周期后复查 MRI 见图 10-48，肿瘤显著退缩，残留的肿块增强扫描后显示强化程度较化疗前明显减弱。患者头痛和面麻症状完全消失，眼球活动自如，视物正常。靶区设计时，GTV 按照化疗后的范围勾画，但化疗前的肿瘤范围至少包含在 CTV1 内，以求兼顾肿瘤的局部控制和 Ⅰ 类 OAR（视神经、视交叉、嗅叶、颞叶、脑干、脊髓）的保护，具体的范围节选图见图 10-49。鉴于治疗前的肿瘤体积过大，而且对化疗敏感，IMRT 治疗时给予降低治疗强度，GTV 常规分割，每次照射 2.0Gy，CTV1 每次 1.85Gy，CTV2 每次 1.75Gy，总共照射 33 次，GTV、CTV1 及 CTV2 的总剂量分别为 66Gy、61.05Gy 和 57.75Gy。IMRT 详细的剂量分布情况见图 10-50，Ⅰ

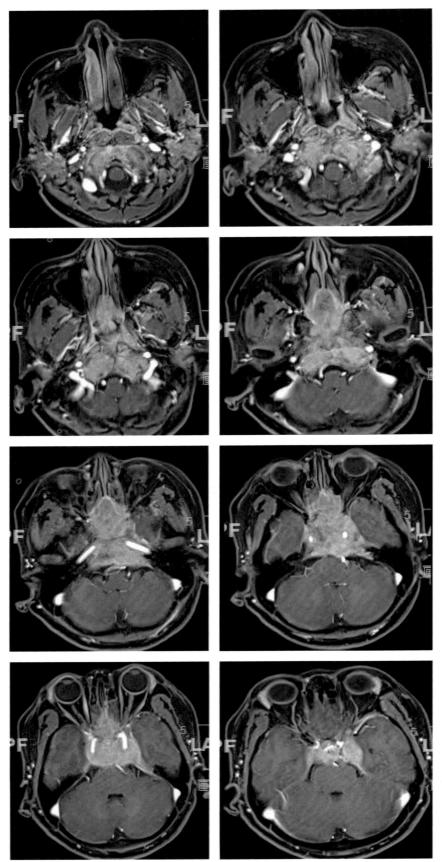

◀ 图 10-47　治疗前的鼻咽部基线 MRI 表现

肿瘤向前侵犯鼻中隔和双侧鼻腔；向后侵犯头长肌、斜坡、舌下神经管、枕髁、破裂孔、岩骨，硬脑膜受侵向后推压，紧挨脑干；向上侵犯筛窦、蝶窦、双侧海绵窦、垂体、视交叉（T_4 期）；但双侧咽旁无侵犯

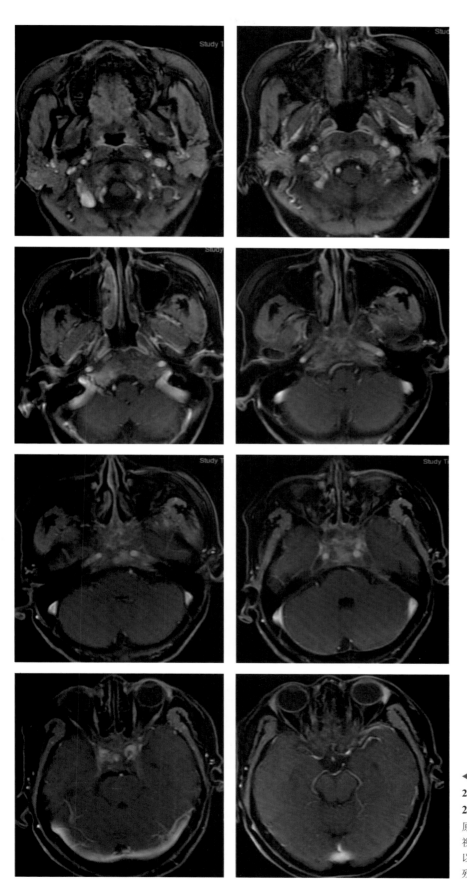

◀图10-48 TP方案诱导化疗
2周期同时联合每周泰欣生
200mg×6次后的MRI表现
原鼻中隔和鼻腔肿瘤已经退缩，
视交叉周围的肿瘤退缩，海绵窦
以及脑干前方的肿瘤明显回缩，
残留的肿瘤强化程度明显降低

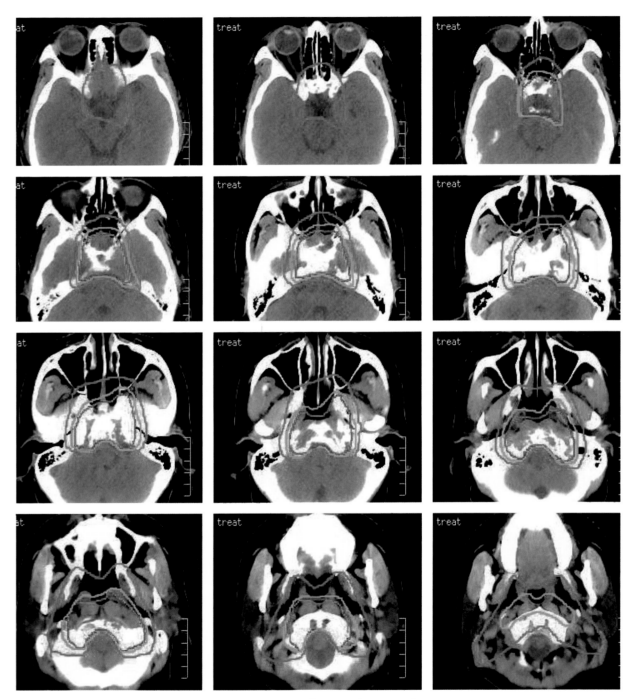

▲ 图 10-49　诱导化疗后鼻咽原发病灶的靶区勾画展示

不同颜色代表的靶区如下：红色为 GTV-nx，绿色为 PTV-nx（照射剂量为 2.0Gy×33 次 =66Gy）；粉红色为 CTV1（照射剂量为 1.85Gy×33 次 =61.05Gy）

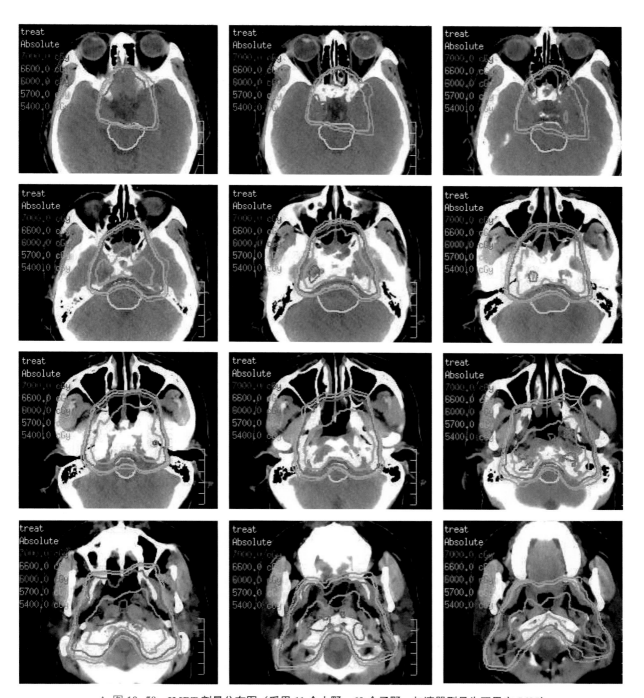

▲ 图 10-50　IMRT 剂量分布图（采用 11 个大野，60 个子野，加速器型号为瓦里安 5685）

黄色线圈代表脑干外轮廓，粉红线代表 60Gy 的等剂量线，可见多个层面 60Gy 的剂量线包含了脑干前端，尤其是脑干左前部

类 OAR 的剂量 – 体积直方图见图 10-51，脑干详细的表格状剂量体积分布见图 10-52。放疗过程中继续同期使用 DDP（80mg/m²，3 周方案）和尼妥珠单抗（每周使用 200mg）。

【治疗转归】

该患者放疗结束后复查鼻咽癌 MRI，肿瘤完全退缩（图 10-53）。以后规律随访，未见复发转移迹象，但放疗结束后 18 个月时，患者主诉不明原因的频发心跳加快，呼吸急促，走路有踩棉花的感觉，偶有摔跤，复查 MRI 显示脑干左前方异常强化坏死灶（图 10-54），EBV-DNA 为 0，考虑脑干放射性坏死。给予神经生长因子（恩经复，每次 18μg 加生理盐水 1ml 肌内注射，每天 1 次）联合间断性糖皮质激素脱水。连续使用恩经复 30 天后，患者心跳加快和呼吸急促症状完全缓解，走路踩棉花的症状也消失，由于注射部位硬结疼痛，患者后期未继续用药，观察随访，6 个月后再次复查 MRI，显示脑干坏死病灶完全修复（图 10-55），目前已经存活 28 个月，无复发转移迹象，无脑神经损伤症状，双眼视力 1.0。

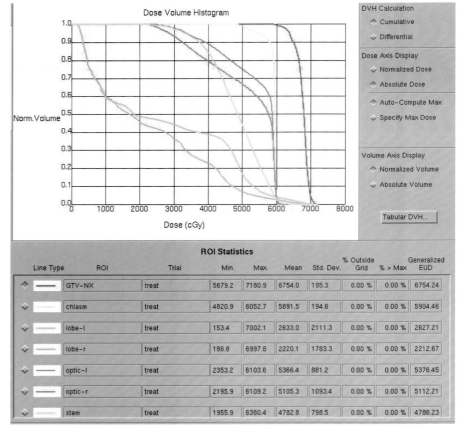

◀ 图 10-51　Ⅰ 类 OAR 的剂量体积直方图
脑干最大剂量为 6380.4cGy，视交叉的最大剂量为 6052.7cGy，左侧视神经的最大剂量为 6103.6cGy，右侧视神经的最大剂量为 6109.2cGy，左侧颞叶的最大剂量为 7002.1cGy，右侧颞叶的最大剂量为 6997.8cGy

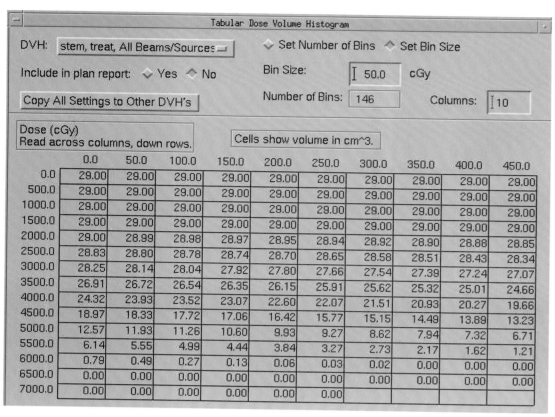

▲ 图 10–52　表格状的脑干剂量体积直方图

脑干总体积为 29cc，尽管脑干最大点剂量为 6380.4cGy，但体积很小，而且接受≥60Gy 的脑干体积仅为 0.79cm³

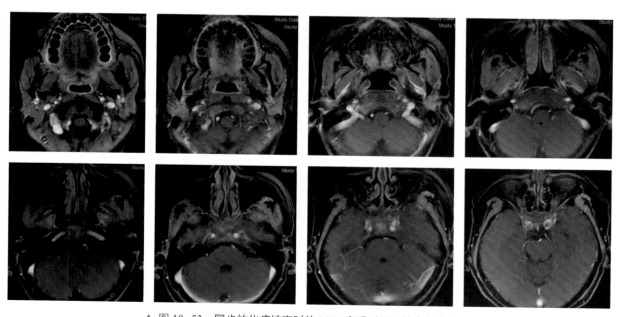

▲ 图 10–53　同步放化疗结束时的 MRI 表现（可见肿瘤完全退缩）

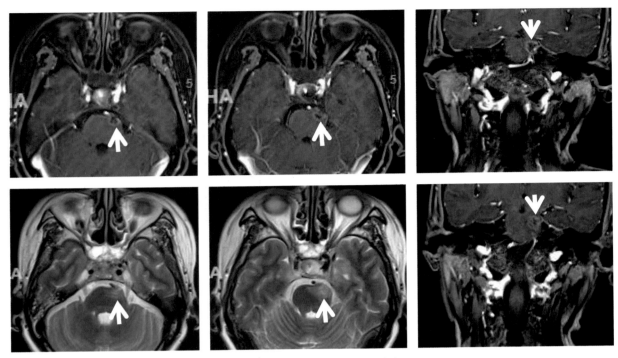

▲ 图 10-54　放疗结束后 18 个月的随访 MRI
可见脑干左前方异常强化坏死病灶（白箭），与当初放疗时脑干的局部高剂量分布区吻合

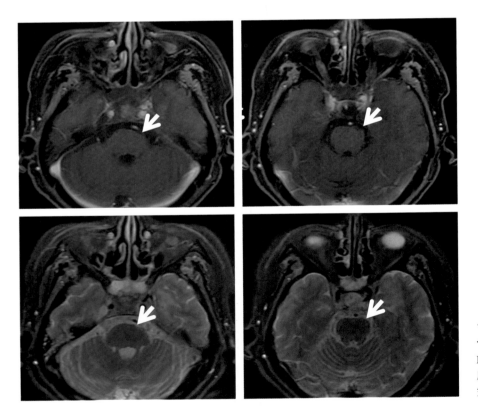

◀图 10-55　使用恩经复 1
个月后再次间隔半年的随访
MRI
原来白箭指示位置的坏死病灶
完全修复

（王孝深）

第11章 鼻咽癌放射治疗危及器官的勾画

一、鼻咽癌相关危及器官的解剖

（一）一类器官

1. 脑干

脑干（brainstem）位于颅后窝，自上而下包括中脑、脑桥和延髓三个部分，有时也可包括间脑，向下与脊髓延续。此外，脑干还参与调控心血管、呼吸和中枢神经系统，能维持正常意识、调节睡眠周期等，与心率、呼吸、睡眠和进食均有关。

脑干损伤将导致所属区域的脑神经功能障碍，包括视野改变、瞳孔固定、肌肉无力、感觉异常、听力障碍、眩晕、吞咽和语言障碍、声音改变和共济失调等。

2. 脊髓

脊髓（spinal cord）位于椎管内，呈长圆柱状，上起自枕骨大孔下缘，延续于延髓，下端呈圆锥形，下缘随个体发育而有所不同，成人终于腰椎 L_1 和 L_2 之间（初生儿则平 L_3），向下由软脊膜延续为一条结缔组织细丝为终丝，止于尾骨背面。

由于各种原因引起的脊髓结构、功能的损害，将造成损伤平面以下运动、感觉、自主神经功能障碍，放射治疗所引起的脊髓损伤属晚期损伤且不可逆。

3. 颞叶

颞叶（temporal lobe）是大脑皮层四个主要的分叶之一（额叶、顶叶、枕叶和颞叶），经外侧裂的垂直部及水平部与额叶分开。颞叶的功能区包括感觉语言

（Wernicke 区：位于优势半球颞上回后部）、听觉（位于颞上回中部及颞横回）、嗅觉（位于沟回海马回前部）和记忆联想（颞叶前部）等。

颞叶损伤时可出现精神症状，多为人格改变、情绪异常，也可表现为记忆力障碍、精神迟钝及表情淡漠等。

4. 视神经和视交叉

视路为从视网膜光感受器起，到大脑枕叶皮质视觉中枢为止的全部视觉神经冲动传递的径路，包括视神经（optic nerve）、视交叉（optic chiasm）、视束、外侧膝状体、视放射和视皮质。视神经，即第 Ⅱ 对脑神经，经眼眶后部视神经孔进入颅内，两侧视神经在蝶鞍上方会合，形成视交叉，并延续为视束到达外侧膝状体、顶盖前核和上丘。

视交叉的神经纤维包括交叉和不交叉两部分，来自视网膜鼻侧纤维交叉至对侧，来自视网膜颞侧的纤维不交叉。视网膜上半部的交叉纤维居视交叉上层，在同侧形成后膝，然后进入对侧视束，下半部的交叉纤维居视交叉下层，在对侧形成前膝，进入对侧视束；视网膜上半部的不交叉纤维，居视交叉同侧的内上方，下半部的不交叉纤维居同侧外下方，进入同侧视束。

（二）二类器官

1. 垂体

垂体（pituitary gland）是下丘脑底部一外形如豌豆、重量约 0.5g 的内分泌腺体，位于颅中窝、蝶骨体上面的垂体窝内，分为腺垂体（前叶）和神经垂体（后叶）两大部分，所分泌的激素具有不同的生理功能。

2. 海马

该器官因外形酷似海马（hippocampus）而得名，人类和其他哺乳动物的大脑两侧均分别有一条海马，其属于大脑边缘系统，对于固化短时记忆为永久记忆及产生空间记忆有重要作用。海马损害可发生癫痫，出现错觉、幻觉、自动症、似曾相识感、情感异常、精神异常、内脏症状和抽搐，还可能导致严重的记忆力障碍。

3. 眼球

眼球（eyeball）的构造分眼球壁和内容物两部分。眼球壁主要分为外、中、内三层。外层也称为纤维膜，由前 1/6 无色透明的角膜和其余 5/6 白色的巩膜组成。眼球外层起维持眼球形状和保护眼内组织的作用。角膜含丰富的感觉神经末梢，感觉敏锐，是接收信息的最前哨入口，稍呈椭圆形，略向前突，光线经角膜射入眼球。巩膜（俗称"眼白"）为致密的胶原纤维结构，不透明，呈乳白色，质地坚韧。中层又称葡萄膜、色素膜，具有丰富的色素和血管，包括虹膜、睫状体和脉络膜三部分。内层为视网膜，是一层透明的膜，是视觉形成过程中神经信息传递的第一站，具有精细的网络结构及丰富的代谢和生理功能。眼内容物包括晶状体、眼房水和玻璃体，它们与角膜一起组成眼的折光系统。

4. 晶状体

晶状体（lens）是眼球内位于角膜、虹膜后方、玻璃体前方、透明的、双面凸的结构。

5. 下颌骨

下颌骨（mandible）是颌面部唯一能活动的骨，位于面部下 1/3，分为体部及升支部，两侧体部在正中联合，升支部上缘有两个突起，分别为前部的喙状突和后上方的髁状突，髁状突与颞骨的关节窝及关节结节共同参与颞下颌关节的构成。

6. 颞颌关节

颞颌关节（temporomandibular joint），又称颞下颌关节，主要结构包括关节囊、关节盘、下颌骨髁状突、颞骨关节窝、颞下颌韧带、茎突下颌韧带、蝶下颌韧带和翼外肌，是连接下颌骨和颞骨的滑膜关节，参与咀嚼、吞咽、语言及表情等活动。

颞颌关节的感受由下颌神经的耳颞神经和咬肌神经支配。

（三）三类器官

1. 泪腺

泪腺（lacrimal gland）位于眼眶外上方的泪腺窝内，大小约 20mm × 12mm，有 10～20 条排泄小管，主泪管开口于上睑板外缘上约 5mm 的穹窿部，管道从泪腺眶部走行向睑裂部，眼上睑肌腱将泪腺分为眶部和睑部。三叉神经是泪液分泌反射弧的传入神经，传出通路比较复杂，副交感神经纤维从面神经的岩浅大神经分出并通过蝶腭神经节，之后经颧神经进入泪腺。

2. 三大唾液腺

人体的三大唾液腺（salivary glands）按体积大小排列为腮腺、颌下腺和舌下腺，均成对对称生长，分别位于头面部正中线的两侧，其功能为分泌唾液、湿润口腔，有利于吞咽和语言功能。其中腮腺位于颧弓下缘、耳后及耳下区域，包绕下颌支，分为深叶和浅叶，中间有面神经穿过，可分泌纯浆液性唾液并通过腮腺导管（开口于上颌第二磨牙相对的颊黏膜）到达口腔，便于咀嚼和吞咽动作；颌下腺位于双侧颌下三角区内，是重量约 15g 的混合性腺体，被下颌舌骨肌分为浅叶和深叶，可分泌达 60%～67% 的唾液腺（开口于舌系带两侧的舌下肉阜处），其中除了浆液性唾液外，还包括黏液性唾液，对维持口腔湿润感起到作用；舌下腺体积最小，重仅为 3～4g，位于口底黏膜舌下皱襞深面，是唯一无包膜的大唾液腺，属黏液性腺泡为主的混合腺，但仅提供 3%～5% 的唾液量。

3. 口腔

口腔（oral cavity）分为固有口腔和口腔前庭，固有口腔的前界和外侧界为颌骨牙槽突（包括牙齿在内）、后界为咽峡、顶壁为硬腭和软腭、底壁为下颌舌骨肌上缘，其内的常见结构包括齿龈、牙齿、硬/软腭、舌、小唾液腺、口底等。口腔除了有作为消化道的起始部分进行咀嚼和营养摄取的功能外，还与说话、交流密切相关，喉部所产生的声音经舌、唇和下颌等的加工调节发出不同的语音语调。

4. 颊黏膜

颊部是口腔的外壁，位于面部两侧，形成口腔前庭外侧壁，主要由皮肤、颜面浅层表情肌、颊脂体、颊肌和黏膜所构成。颊黏膜（buccal mucosa）在上下颊沟之间，翼下颌韧带之前，并包括唇内侧黏膜，在两侧颊部的正中上颌第二磨牙对应位置各有一个环形的黏膜隆起，隆起区的正中有一个针尖大小的开口为腮腺导管开口。

5. 唇

唇（lips）向内与颊黏膜、向外与面部皮肤延续，分为上唇和下唇。唇部的皮肤因黑色素细胞含量少而表现为较浅的颜色，并且由于其仅由 3～5 层细胞构成，与其他部位的皮肤相比薄弱很多，因而能透过皮肤看到血管的颜色而使唇部显现为淡红色。唇部无毛发和汗腺，无法通过出汗和油脂分泌来保持滋润，因此较其他部位的皮肤更容易干燥皲裂。上唇的神经支配为眶下神经（上颌神经的分支），下唇的神经支配为颏神经（下颌神经的分支）。

6. 耳蜗

耳蜗（cochlea）与前庭、半规管共同组成内耳的听觉系统的骨迷路，因外形与蜗牛相似而得其名，沿耳蜗轴螺旋上升至蜗顶，共 $2^{1/2}\sim2^{3/4}$ 圈。蜗管是位于耳蜗内的膜性管，附着于骨螺旋板的游离缘，上壁为前庭膜，下壁为基底膜，基底膜上有高低不等的毛细胞，为其核心部分柯蒂器（organ of corti），是感受声波刺激的听觉感受器，负责将来自中耳的声音信号转换为相应的神经电信号，交送大脑的中枢听觉系统接受进一步处理，最终实现听觉。

耳蜗损伤时常出现感音神经性聋，通常以高频听力首先受损，出现山谷状的听力缺损，是导致言语交流障碍的一种常见疾病，严重影响患者的生活质量。

7. 喉部

喉部（larynx）的骨性结构由 3 对成对软骨：杓状软骨、小角软骨和楔状软骨及 3 块不成对软骨：甲状软骨、环状软骨和会厌软骨。其上界为会厌尖、下界经环状软骨与气管上缘相延续，其功能包括呼吸、发音、防止食物误吸入气管等。

室带和声带将喉部分为三个解剖结构：①声门上喉，其上口通喉咽部，下界为室带上缘，呈三角形称喉入口，前壁为会厌软骨，两旁为杓会厌皱襞，后为杓状软骨；②声门区，室带和声带之间区域；③声门下喉，声带下缘至环状软骨缘以上的喉腔。

喉部的神经支配来自于两侧的迷走神经，会厌和喉前庭黏膜的感觉神经来自于喉上神经的内侧支，喉上神经的外侧支为运动神经，支配环甲肌，喉返神经运动支支配环甲肌以外的其他喉部肌肉，感觉支支配声门下喉的黏膜。

喉上神经病变时，喉黏膜感觉丧失，易发生误吸，同时环甲肌松弛致发音障碍。损伤一侧的喉返神经导致声音嘶哑，损伤双侧喉返神经可能致呼吸困难。

8. 咽缩肌

咽缩肌（pharyngeal constrictor muscles）包括咽上、中、下缩肌，两侧各一，自上而下呈叠瓦状排列，即咽下缩肌盖于咽中缩肌下部，咽中缩肌盖于咽上缩肌下部，吞咽时从上到下依次收缩，将食物从咽部推进到食管，它们的神经支配均来自于迷走神经的分支。咽上缩肌呈四边形，菲薄而色泽稍苍白，由翼突内侧板、翼下颌间隙、下颌骨牙槽突和舌侧缘等部位发出；咽中缩肌呈扇形，体积较小，从舌骨大角、舌骨小角和茎突舌骨韧带发出；咽下缩肌是三者中最厚的，从两侧的甲状软骨和环状软骨发出。

咽缩肌损伤影响吞咽功能，表现为吞咽不畅、梗阻感，尤以进食流质饮食时明显，易发生呛咳。严重的咽缩肌瘫痪而有吞咽障碍者，可并发吸入性肺炎而危及生命。

9. 甲状腺

甲状腺（thyroid gland）位于颈前喉结下方，外观呈蝶形，覆盖于喉和气管前方，由左右两叶及连接两叶的峡部组成，成人的甲状腺重约25g，两叶分别约5cm长、3cm宽、2cm厚，峡部长宽均约为1.25cm，女性腺体常大于男性，且在怀孕期间会有所增大。甲状腺是内分泌器官，可分泌甲状腺激素，影响心血管系统功能、组织代谢、蛋白质合成和胎儿时期的生长发育。

放射治疗可引起甲状腺功能减退，需外源性补充甲状腺激素替代。

10. 颈动脉

鼻咽癌靶区所涉及的颈动脉（carotid arteries）主要为颈内和颈总动脉。两侧颈总动脉均是主动脉弓上的分支，但所发出的位置不同，右侧由主动脉弓上发出的头臂干分出右颈总动脉和右锁骨下动脉，左侧则直接在主动脉弓上发出左颈总动脉和左锁骨下动脉，到达颈部后双侧颈总动脉走行基本对称，在甲状软骨上缘水平、约平 C_4 处分叉为颈内和颈外动脉。颈内动脉先于颈外动脉的后外侧上行，后转至颈外动脉的后内侧沿咽侧壁达颅底，在颞骨岩尖部的颈动脉管内由外向内水平走行后穿过破裂孔向上垂直进入颅内，于蝶窦两侧的海绵窦内继续走行，最终加入大脑动脉环与椎 - 基底动脉系相交通。

11. 臂丛神经（brachial plexus）

臂丛神经是由 $C_{5\sim8}$ 及 T_1 神经根前支所组成的神经丛，由脊髓发出、通过颈腋管、越过第1肋进入腋窝，为胸、肩、上肢和手部的传入和传出神经。先由5根合成3干：$C_{5\sim6}$组成上干，C_7组成中干，C_8T_1组成下干；再发出分支形成3束：内侧束（C_8T_1、下干前股）、外侧束（$C_{5\sim7}$、上干及中干前股）、后束（$C_{5\sim8}T_1$、上中下干后股），最终所发出的分支包括腋神经、肌皮神经、桡神经、正中神经、尺神经、胸背神经等。

当臂丛神经损伤时可引起麻痹区域所支配肌肉的瘫痪，将导致肩外展、肘屈曲、肩肘腕伸、腕指屈和拇对掌指伸直等动作受阻乃至消失。

二、CT 图像上鼻咽癌相关危及器官边界的界定及勾画示意

1. 脑干

由侧脑室底部层面开始勾画至 C_2 齿突上缘层面，推荐在 MRI（T_2WI）融合下确定脑干边界（图 11-1）。

2. 脊髓

应勾画脊髓本身，而不是整个椎管，上界定义为 C_2 齿突上缘层面、与脑干下界直接延续，下界定义为 T_3 上缘层面（图 11-2），但对于肿瘤或淋巴结靶区位于脊髓下缘的，推荐将下界至少外放 5cm。

3. 颞叶

建议在 MRI（T_2WI）融合下勾画（图 11-3），上界为大脑外侧裂上缘，下界勾画至颅中窝底，前界为颞骨、大脑外侧裂和蝶骨大翼，后界为颞骨岩部、小脑镰和枕前切迹，外侧界为颞骨，内侧界为海绵窦、蝶窦、蝶鞍和大脑外侧裂（一般需包括海马旁回和海马）。

4. 视神经

视神经层面要求扫描层厚为 $2\sim5$mm，一般在 CT 模拟图像上即能显示，MRI 融合能提高勾画精准性。建议由眼球后缘画起，向后内方向与视交叉相延续（图 11-4）。

5. 视交叉

视交叉位于鞍上池的蛛网膜下隙，一般高于垂体腺 1cm 左右，推荐在 MRI 融合（尤其是 T_2WI）下勾画（图 11-5）。

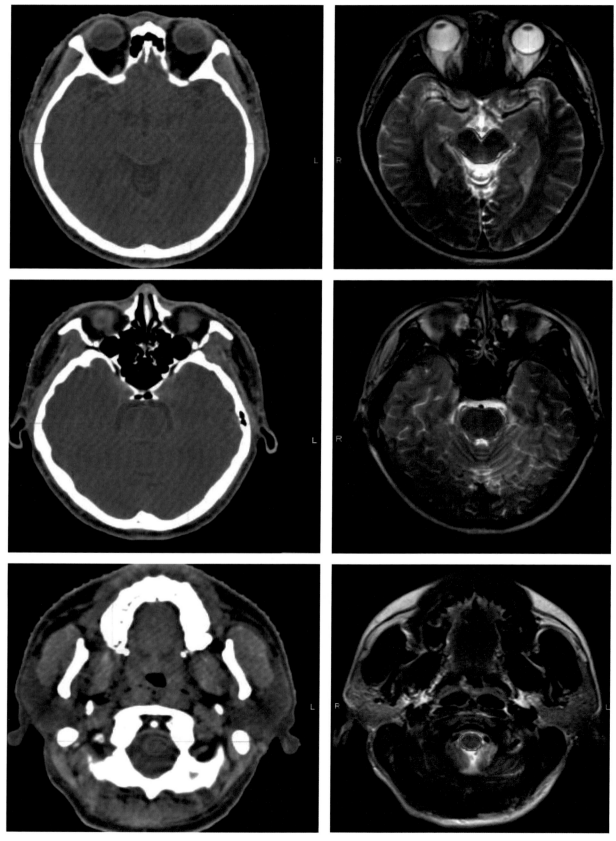

▲ 图 11-1　CT/MRI 融合下勾画各层面脑干（蓝线）示意图

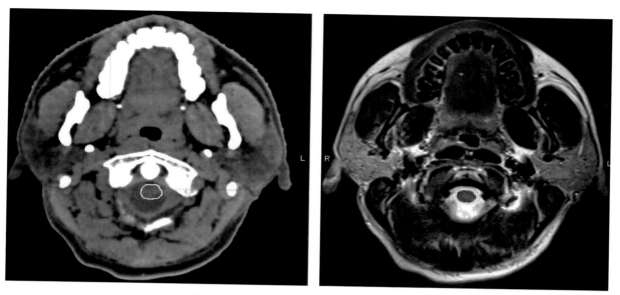

▲ 图 11-2　CT/MRI 融合下勾画各层面脊髓（黄线）

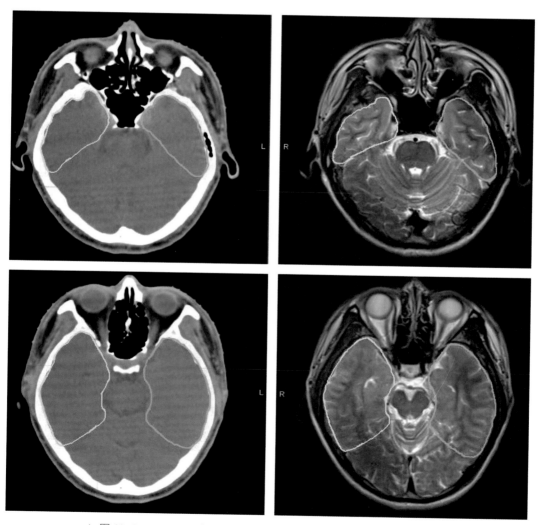

▲ 图 11-3　CT/MRI 融合下勾画各层面颞叶（左侧：绿线；右侧：黄线）

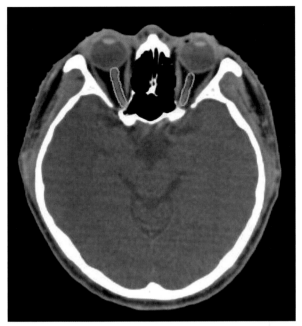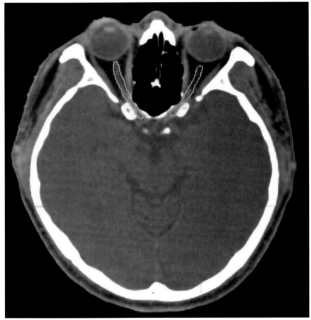

▲ 图 11-4　视神经勾画（左侧：绿线；右侧：橙线）

6. 垂体

垂体体积很小、呈卵圆形，一般在 CT 上难以辨别，与 T_2WI MRI 融合有助于勾画，还可利用蝶鞍的骨性结构来定位垂体，矢状位上显示更为清晰，位于垂体窝，3mm 层距的 CT 扫描图像上可以显示 1～2 层（图 11-6）。需完整勾画，但不超过周围骨质。

7. 海马

根据 RTOG 0933 研究推荐，建议扫描层厚小于 2.5mm（1.25～1.5mm 最佳），与 T_1WI 融合后勾画，由于海马内灰质成分较多，因此勾画下界为双侧侧脑室颞角内侧低密度区域，逐层向后上方呈勾画至侧脑室内侧低密度区域消失水平（图 11-7）。

8. 眼球

前半部分为玻璃体的腹侧，需包括角膜、虹膜、睫状体和晶体；后半部分需包括玻璃体、脉络膜和视网膜（图 11-8）。

9. 晶状体

位于眼球内玻璃体前方，CT 上显示为较为致密的扁平状结构（图 11-9）。

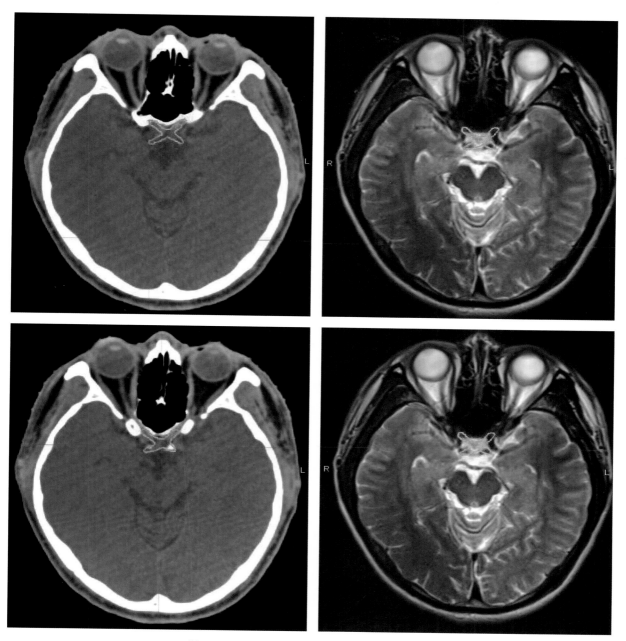

▲ 图 11-5　**CT/MRI 融合下勾画各层面视交叉（蓝线）**

10. 下颌骨

下颌骨作为一个器官勾画，不需要分左右，需包括牙槽骨，但不包括牙齿（图 11-10 ）。

11. 泪腺

位于眼球的上外侧，在 CT 上显示为由脂肪所包裹的高密度结构（图 11-11 ）。

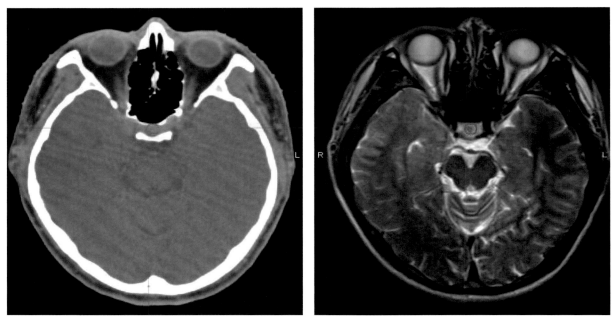

▲ 图 11-6　**CT/MRI** 融合下勾画垂体（粉线）

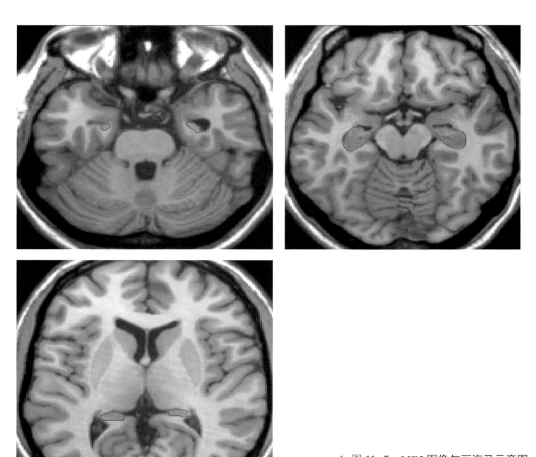

▲ 图 11-7　**MRI** 图像勾画海马示意图（红线）

引自 Holmes CJ，Hoge R，Collins L，et al. Enhancement of MR Images Using Registration for Signal Averaging. Journal of Computer Assisted Tomography，1998，22：324-333.

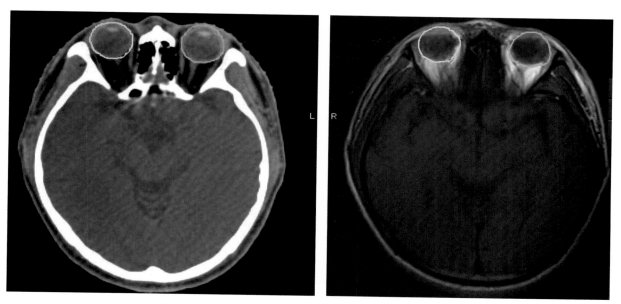

▲ 图 11-8　**CT/MRI 融合下勾画眼球**（左侧：蓝线；右侧：黄线）

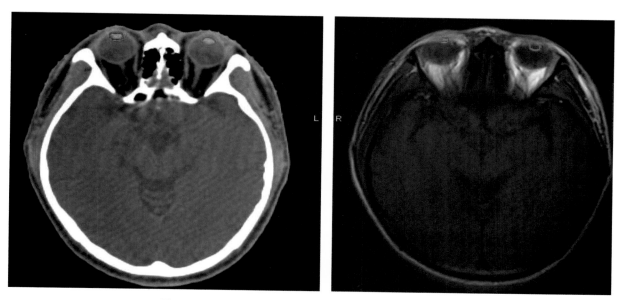

▲ 图 11-9　**CT/MRI 融合下勾画晶体**（左侧：蓝线；右侧：红线）

12. 颞颌关节

在 CT 骨窗上显示清晰，下起于下颌头出现、下颌颈成 C 形弯曲的上一层面；上至关节腔消失层面；外界为下颌骨髁突外侧关节窝表面；前界为颞骨关节结节前缘，咀嚼肌后缘（包括下颌骨的髁突）；后界为包括颞骨的关节窝表面（图 11-12）。

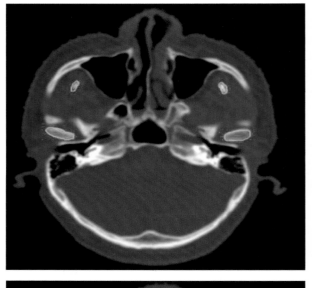
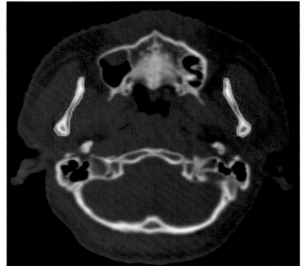

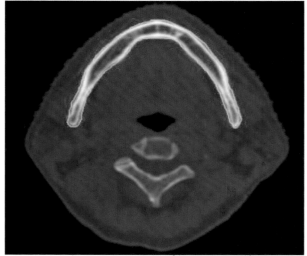

▲ 图 11-10　CT 各层面下颌骨勾画（黄线）

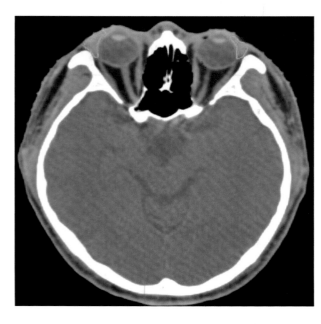

◀ 图 11-11　CT 图像上泪腺勾画（左侧：橙线；右侧：蓝线）

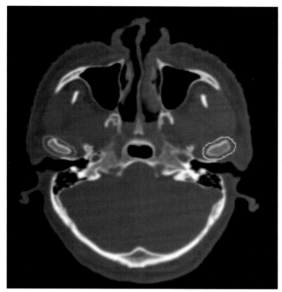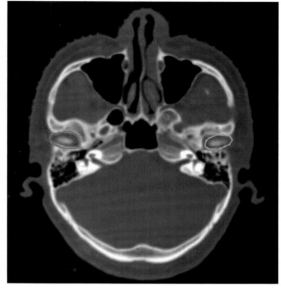

▲ 图 11-12　CT 显示颞颌关节勾画（左侧：绿线；右侧：粉线）

13. 腮腺

勾画上界为外耳道、乳突层面；下界为下颌下间隙后缘出现层面，前界为咬肌、下颌骨后缘和翼内肌；后界为胸锁乳突肌前腹、二腹肌后腹外侧和乳突；外侧界为下颌间隙、颈阔肌；内侧界为二腹肌后腹、茎突、咽旁间隙和胸锁乳突肌。由于在平扫 CT 上难以分辨腮腺组织和邻近及内部结构，因此颈动脉、下颌后静脉和面神经腮腺内段应包括在勾画内（图 11-13）。

14. 颌下腺

勾画上界为翼内肌下缘或 C_3 水平；下界为下颌下三角（下颌下三角：下颌体下缘，二腹肌前后缘所围成）脂肪间隙出现的层面；前界为下颌舌骨肌和舌骨舌肌的外侧；后界为咽旁间隙、颈部血管、二腹肌前腹和胸锁乳突肌；外侧界为下颌支、皮下脂肪或颈阔肌；内侧界为颈部血管、上中咽缩肌、舌骨、二腹肌前腹、下颌舌骨肌和舌骨舌肌（图 11-14）。

15. 口腔

一般勾画整个口腔结构，上界为硬腭黏膜；下界为口底下缘；前界为下颌和上颌骨内面；后界为软腭、悬雍垂和舌根下缘；外界亦为下颌和上颌骨内面（图 11-15）。

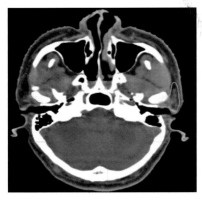
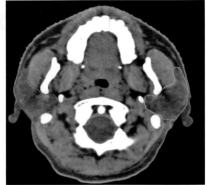
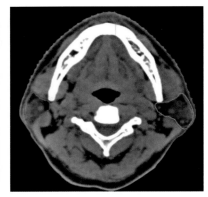

▲ 图 11-13 CT 各层面腮腺勾画（左侧：绿线；右侧：玫红线）

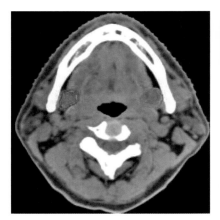
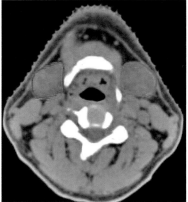
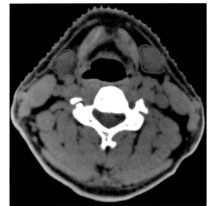

▲ 图 11-14 CT 各层面颌下腺勾画（左侧：蓝线；右侧：红线）

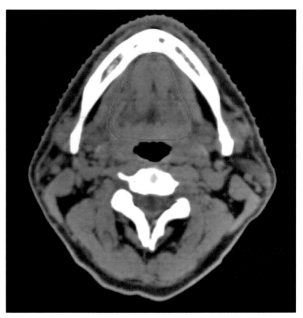
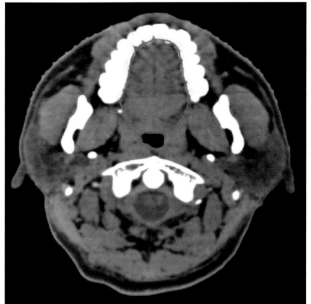

▲ 图 11-15 CT 各层面口腔勾画（玫红线）

16. 唇

上界位于硬腭外缘、鼻棘底部；下界为牙床下缘、下颌骨体上缘；前界为面部皮肤；后界为下颌骨体、牙齿和舌（图 11-16）。

17. 耳蜗

耳蜗嵌于颞骨之中，位于两侧内耳道外上方，在 CT 骨窗上可以清晰显示（图 11-17）。

18. 喉部

分别勾画声门上喉、声门区和环咽肌。声门上喉：上界为会厌尖；下界杓状软骨上缘上一层；前界舌骨，会厌前间隙，甲状软骨；后界咽腔，下咽缩肌；外侧界甲状软骨；内界咽腔（需除外空腔）。声门区：上界杓状软骨上缘；下界环状软骨下缘（如果有软组织）；前界和外侧界甲状软骨；后界下咽缩肌，咽腔 / 环状软骨；内界咽腔（需除外空腔）。环咽肌介于咽缩肌和颈段食管之间，上界为杓状软骨的下缘；下界环状软骨下 1cm 水平；前界喉、气管腔；后界为椎体（图 11-18）。

19. 咽缩肌

在 3mm 的层厚下勾画最佳，上界为翼板下缘；下界为杓状软骨下缘层面；前界为翼内板的钩、下颌骨、舌底、舌骨、声门上喉软组织 / 声门喉；后界为椎前肌；外界为翼内肌、舌骨大角和甲状软骨上角；内界为咽腔（图 11-19）。

20. 甲状腺

位于甲状软骨下缘，在 CT 上与周围软组织对比显示为高密度（图 11-20）。

21. 臂丛神经

CT 上很难辨别臂丛神经的位置，仅能通过其他相邻结构勾画出其所属区域，如果臂丛下缘与血管包绕，则将血管一起勾画在内。一般而言，上界为 C_5 椎体上缘；下界为 T_3 椎体上缘；前界为前斜角肌、锁骨下动脉和腋静脉后缘；后界为中斜角肌肩胛下肌前缘；外侧界为上、中斜角肌、胸大肌和大圆肌外缘；内侧界为椎间孔和第 1 肋外缘（图 11-21）。

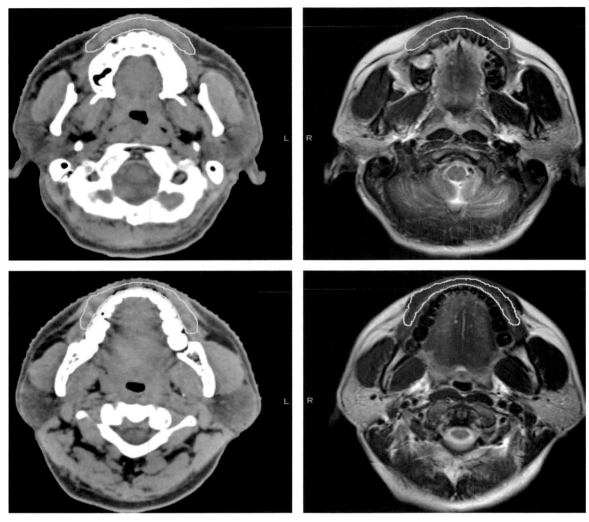

▲ 图 11-16　CT/MRI 融合下各层面唇的勾画（绿线）

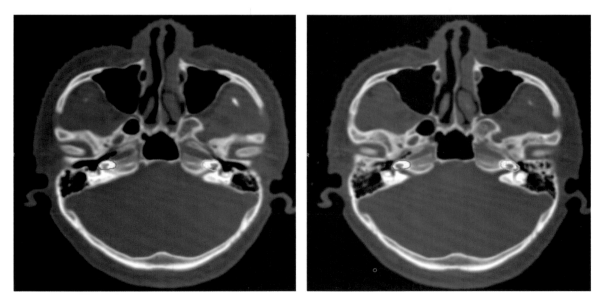

▲ 图 11-17　CT 各层面耳蜗的勾画（左侧：蓝线；右侧：紫线）

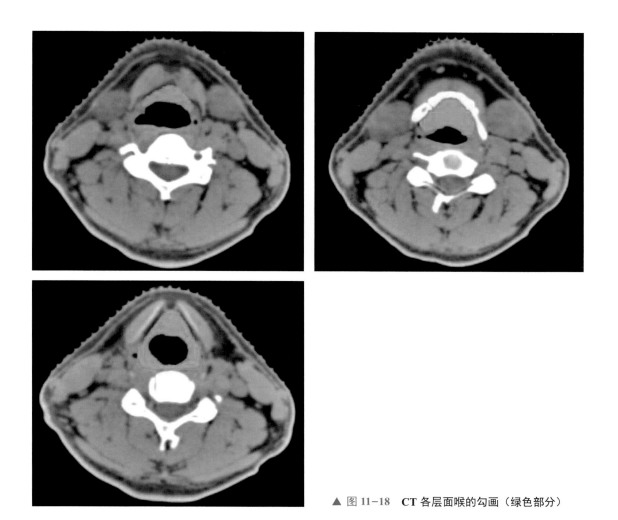

▲ 图 11-18 CT 各层面喉的勾画（绿色部分）

▲ 图 11-19 CT 各层面咽缩肌的勾画（蓝线）

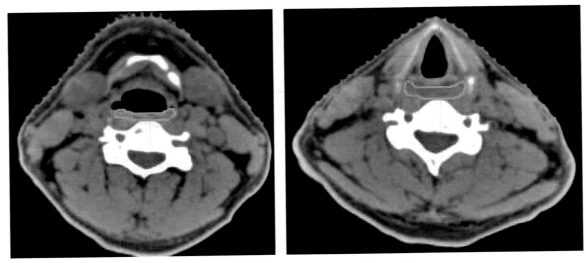

▲ 图 11-19（续） CT 各层面咽缩肌的勾画（蓝线）

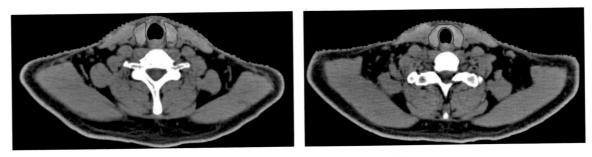

▲ 图 11-20 CT 各层面甲状腺的勾画（红线）

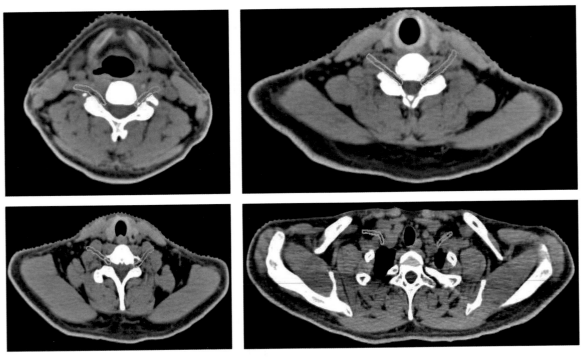

▲ 图 11-21 各层面臂丛神经的勾画（左侧：土黄线；右侧：粉线）

（许婷婷）

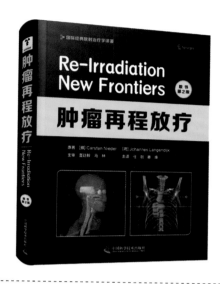

肿瘤再程放疗（原书第2版）

原 著　[挪] Carsten Nieder　　[荷] Johannes Langendijk
主 审　夏廷毅 马 林　　　　主 译　任 刚 滕 峰
定 价　　198.00元（大16开 精装）

本书引进自世界知名的 Springer 出版社，是一部肿瘤放疗领域的实用参考书。全书分 21 章，包括再程放疗中正常组织的耐受性、剂量分割的概念、质子束再程放疗等内容，在总结文献里各系统肿瘤再程放疗经验的基础上，聚焦再程放疗的方法与技术、放疗联合手段等方面，帮助读者全面了解肿瘤再程放疗领域的最新研究进展。本书内容系统、图文并茂，对肿瘤再程放疗的诊疗策略及相关研究有很强的指导作用，适合广大放疗科及肿瘤相关医师阅读参考。

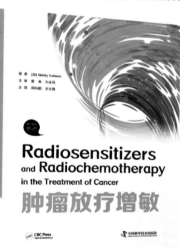

肿瘤放疗增敏

原 著　[加] Shirley Lehnert
主 审　章 真 白永瑞　　　主 译　郑向鹏 步文博
定 价　　200.00元（大16开 精装）

本书引进自世界知名的 CRC 出版社，由加拿大麦吉尔大学肿瘤学系教授 Shirley Lehnert 博士倾力打造。著者查阅了大量文献，在已发表的试验结果基础上细致梳理了相关研究的历史脉络，系统阐述了药物或生物制剂联合放射治疗的临床应用，并根据放疗增敏药的作用机制对现有已知的放疗增敏药进行了分类和介绍，总结了放疗增敏的研究进展及方向，为读者了解当前研究热点及后续研究提供了指引。书中所述的专业知识兼具深度和广度，对国内从事相关研究的同行极具参考价值，适合广大放射治疗科及肿瘤相关医师阅读参考。

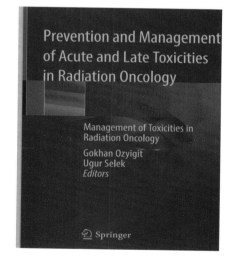

放射肿瘤学急性与晚期毒性的防治

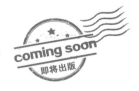

原 著　[土] Gokhan Ozyigit　　[土] Ugur Selek
主 译　邢力刚
定 价　　168.00元（大16开 精装）

本书引进自世界知名的 Springer 出版社，系统介绍了多种恶性肿瘤放射治疗急性和晚期毒性的预防及处理。全书共 7 章，各章均以一个特定的解剖部位为重点，细致阐释了正常断层解剖、靶区和高危器官的轮廓、剂量限定、辐射毒性的病理生理学及每种潜在毒性的治疗方法，还根据不同的计划和实施方案，重点介绍了调强放射治疗、容积调强弧形治疗、立体定向放射外科和立体定向放射治疗的计划及实施情况。本书内容实用，简洁明晰，针对已发生放射毒性的患者，结合辐射损伤的器官特异性病理生理学，推荐适当的循证管理策略，对临床实践有很强的指导借鉴意义，适合广大临床执业医师和放射肿瘤学家、放射治疗师、研究人员、住院医师和护士阅读参考。

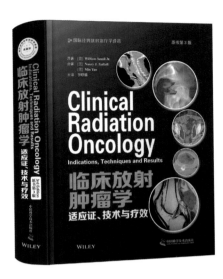

临床放射肿瘤学：适应证、技术与疗效（原书第 3 版）

原 著　[美] William Small Jr.

主 译　李晔雄

定 价　498.00元（大16开 精装）

本书引进自 WILEY 出版社，是一部反映临床放射肿瘤学领域发展变化、兼具放射肿瘤生物学与放射治疗临床疗效的综合性著作。本书为全新第 3 版，根据解剖学分类对每个部位的肿瘤进行了讨论，包括流行病学、病理学、诊断检查、预后因素、治疗技术、手术和化疗的应用、治疗的最终结果及相关的临床试验等相关信息，还介绍了该领域的最新进展，包括调强放疗、图像引导放疗、质子治疗和姑息性放疗等内容，同时增加了有关放射肿瘤学统计和质控的知识，为合理应用放疗技术治疗肿瘤患者提供了理论依据和实践启发。本书适合放射肿瘤科医师、肿瘤外科医师、肿瘤内科医师、肿瘤科护士、放射治疗师、住院医师和广大医学生阅读参考。

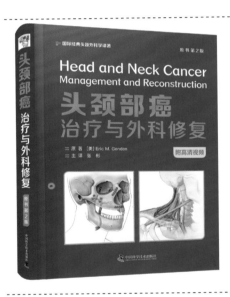

头颈部癌：治疗与外科修复（原书第 2 版）

原 著　[美] Eric M. Genden

主 译　张　彬

定 价　298.00元（大16开 精装）

本书引进自世界知名的 Thieme 出版社，是一部新颖、独特、全面的头颈部癌治疗与修复著作。全新第 2 版不仅对头颈部常见肿瘤（如口腔、咽部、颅底、面部、鼻腔及鼻窦、颌骨、甲状腺、喉、下咽及皮肤肿瘤）的治疗方式进行了全面介绍，还对肿瘤手术切除后的缺损修复及重建方法进行了详尽描述，系统性阐释了头颈部癌的治疗及修复。本书为国际众多权威专家的经验汇总，不仅包含各位专家在肿瘤治疗及外科重建方面的一些个人经验和心得体会，还提供了合理化治疗方法和重建策略，内容系统、图文并茂，对头颈癌的诊疗策略及修复重建方面有很强的指导作用，适合广大头颈外科及肿瘤科相关医师阅读参考。

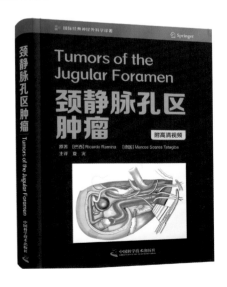

颈静脉孔区肿瘤

原 著　[巴西] Ricardo Ramina等

主 译　夏　寅

定 价　128.00元（小16开 精装）

本书引进自世界知名的 Springer 出版社，全球神外领域著名教授 Ricardo Ramina 和 Marcos S. Tatagiba 合力编著，首都医科大学附属北京天坛医院夏寅教授领衔主译。本书研究总结了 160 余例颈静脉孔区肿瘤（副神经节瘤、神经鞘瘤、脑膜瘤等）的诊疗经验，聚焦各类肿瘤的流行病学、遗传学、自然病程、临床表现、诊断及分型、放疗、化疗、手术指征及手术策略，全面涵盖了手术相关解剖结构、术前肿瘤栓塞、术中操作细节和术后康复管理及手术最新进展，并通过手术照片、图表和高清视频使手术清晰可视，直观呈现此极富挑战领域的特殊病变的手术难度，并创新发展了新概念和新技术，包括面神经的管理、重建颅底及切除大型肿瘤的颅内外管理等，值得每一位神经外科医师、耳鼻喉科医师、神经放射科医师、肿瘤学家细读、探索与借鉴。